过敏性疾病
护理常规

周琪琳　主编

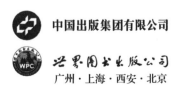

中国出版集团有限公司

世界图书出版公司

广州·上海·西安·北京

图书在版编目（CIP）数据

过敏性疾病护理常规 / 周琪琳主编 . -- 广州 : 世
界图书出版广东有限公司 , 2025. 6. -- ISBN 978-7-
5232-2249-2

Ⅰ . R473.5

中国国家版本馆 CIP 数据核字第 2025PS1213 号

书　　名	过敏性疾病护理常规	
	GUOMINXING JIBING HULI CHANGGUI	
主　　编	周琪琳	
责任编辑	曹桔方	
装帧设计	北京迪睿科技有限公司	
责任技编	刘上锦	
出版发行	世界图书出版有限公司　世界图书出版广东有限公司	
地　　址	广州市海珠区新港西路大江冲 25 号	
邮　　编	510300	
电　　话	（020）84460408	
网　　址	http://www.gdst.com.cn	
邮　　箱	wpc_gdst@163.com	
经　　销	各地新华书店	
印　　刷	广州希扬印刷有限公司	
开　　本	710mm×1000mm　1/16	
印　　张	14	
字　　数	193 千字	
版　　次	2025 年 6 月第 1 版　2025 年 6 月第 1 次印刷	
国际书号	ISBN 978-7-5232-2249-2	
定　　价	58.00 元	

编委会

序

　　过敏性疾病是指特应性个体暴露于过敏原后，主要由 IgE 介导的慢性非感染性炎症反应，可以累及全身多个系统和器官。全球范围内约有 4 亿人患有过敏性鼻炎，3 亿人患有哮喘，2.5 亿人有食物过敏。过敏性疾病已被 WHO 列为最常见的六大慢病之一，成为 21 世纪重点研究和防治的疾病。过敏性疾病不仅影响生活质量，还可能会危及生命，给家庭和社会带来沉重的经济负担。近年来，我国过敏性疾病的患病率呈快速上升趋势，多种过敏性疾病可能同时出现在同一患者身上，给诊治和护理带来严重挑战。

　　在此背景下，对变态反应（过敏）专科护理工作提出了更高的要求，我们不仅需要引导护士立足临床，深耕专业，更要同步推动护理学科的全面发展，确保其发展始终以满足群众的健康护理需求为核心。而实现这一目标的首要任务，便是要求变态反应（过敏）专科护士必须熟练掌握基础的变态反应学知识和技能，以科学、合理、有效的方式开展临床工作。这不仅是医护一体化理念的深刻体现，更是促进疾病转归、提升患者生活质量的重要基础。

　　尽管变态反应学作为一门新兴科学在我国的发展历程尚短，但其蓬勃的生命力和广阔的发展前景不容忽视。我深感荣幸能为本书作序。掌握常见疾病的护理对确保患者安全、提升护理质量具有重要意义。本书紧密结合临床实践，不仅强调了实用性和操作性，还融入了最新的科研成果，确保了护理工作的科学性和有效性。作为针对变态反应（过敏）科护理人员编写的全面而系统的护理指南，本书为不同区域的医疗机构护理人员提供了明确、具体的护理操作指导，助力推动优质护理资源的下沉和医疗同质化的发展。

我相信，本书的出版将为变态反应（过敏）科护理人员提供宝贵的参考资料和实践指导，有助于提升护理服务的质量和水平，更好地服务于广大过敏性疾病患者。本书不仅是一部专业指南，更是一份对护理专业精神的崇高致敬。它将指导护士们以更加自信、专业的态度投入到护理工作中，为患者带来更加优质、安全、有效的护理服务。

最后，我要感谢所有为护理事业发展不懈努力的同仁们。让我们不忘初心，牢记使命，久久为功，共同为"健康中国"的实现贡献我们的智慧和力量。

广东省护士协会会长

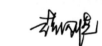

前　言

在过去的半个世纪里，全球变态反应（过敏）性疾病的发病率迅速上升。根据世界变态反应组织（WAO）的统计数据，全球过敏性疾病的患病率已经达到22%～40%，并且WAO预测在未来几年内，发达国家将有超过一半的人口会患上过敏性疾病。因此，世界卫生组织（WHO）已将"过敏性疾病"列为21世纪需要重点防治的三大疾病之一。

过敏性疾病是一种影响全身多个系统和器官的疾病，对从事本专业的护理人员提出了更高的要求。在《"健康中国2030"规划纲要》的战略指导下，中山大学附属第三医院变态反应科牵头，联合变态反应学科领域相关的耳鼻咽喉头颈外科、儿科、皮肤科、呼吸科、消化科、中医科和精神心理科等八个学科的优秀护理师资力量，共同编写了本书。

本书是一部专为变态反应（过敏）科护理工作者编写的全面系统介绍过敏性疾病护理常规的专业书籍。书中详细阐述了过敏性疾病的护理评估、护理诊断、护理措施、护理评价及健康教育等各个环节，为护理工作者提供了清晰、具体的护理常规指导。掌握常见疾病的护理对保障患者安全、提升护理质量具有重要意义。本书紧密结合临床实践，注重实用性和可操作性，并融入了最新的科研进展，旨在规范护理工作者对过敏性疾病患者的护理服务，确保护理工作的科学性和有效性。

在本书的编写过程中，我们虽然力求全面和准确，但仍难免存在一些不足之处。我们深知，变态反应学科发展日新月异，学科临床护理常规也需要不断地更新和完善。因此，诚挚地邀请同行不吝指教，以便在今后的工作中不断改进。

同时，我要对我的爱人李鹏表达深深的感激之情。在创作此书的过程中，他的无私支持与温馨陪伴给予了我坚定的力量，让我能够坚持不懈地走到今天。此外，我还要感谢广东省护士协会会长彭刚艺教授，广东省医学会变态反应分会候任主委、中山大学附属第三医院变态反应学科带头人杨钦泰教授，广东省医师协会变态反应医师分会主委陈壮桂教授和广东省健康促进会过敏分会主委冯佩英教授对本书的指导，以及中山大学附属第三医院过敏科全体医技护人员的大力支持。向在编写过程中给予大力支持的编委们和对本书涉及的参考文献的作者们表示衷心的感谢！

周琪琳

目　录

第一章
常见过敏性疾病护理

第一节　过敏性鼻炎护理

一、疾病概述

过敏性鼻炎（allergic rhinitis, AR）是特应性个体暴露于过敏原（变应原）后，主要由免疫球蛋白E（immunoglobulin E, IgE）介导的鼻黏膜非感染性慢性炎性疾病。非 IgE 介导的机制及神经免疫失调也参与其中。作为一种临床常见的慢性鼻病，过敏性鼻炎在全球范围内影响着 10%～20% 的人口，造成显著的劳动效率下降和经济负担。

我国于 2005 年首次开展成人 AR 全国流行病学调查，2011 年再次进行了全国 18 个中心城市的电话问卷调查。结果显示，成人 AR 的自报患病率从 2005 年的 11.1% 上升至 2011 年的 17.6%。不同城市间的患病率存在显著差异，如上海最高（23.9%），成都最低（9.6%）。此外，北方草原地区花粉导致的 AR 确诊患病率在 10.5%～31.4%，城区的患病率高于农村。AR 具有明显的地域性，不同地区的过敏原差异显著，如南方尘螨致敏率高，西北地区常见的过敏原包括艾蒿、豚草、蒲公英等。在过去的 10 年中，由宠物引起的 AR 比例上升，年增长率达到 1.3%，这反映了城市化和生活方式变化对过敏原谱的影响。

病因方面，过敏原的吸入可诱导特应性个体的区域引流淋巴结和鼻腔局部产生特异性 IgE。特异性 IgE 与聚集在鼻黏膜的肥大细胞和嗜碱粒细胞表面的高亲和力 IgE 受体（Fc ε R1）结合，形成致敏状态。当机体再次接触相同过敏原时，过敏原与锚定在肥大细胞和嗜碱粒细胞表面的 IgE 结合，活化这些细胞，导致组胺和白三烯等炎性介质的释放；这些炎性介质可刺激鼻黏膜，诱发过敏反应。常见的过敏原包括吸入性过敏原（如花粉、尘螨、动物皮屑等）和食物性过敏原（如牛奶、鸡蛋、鱼虾等）。此外，气候变化、空气污染、精神压力等因素也可能诱发或加重症状。

临床表现分为速发相和迟发相反应。在速发相反应中，炎症介质刺激鼻黏膜，引起鼻黏膜血管扩张和腺体分泌增加，导致鼻痒、喷嚏、清水样鼻涕等症状。在迟发相反应中，组胺等炎性介质的释放导致鼻黏膜组织水肿，出现鼻塞。部分患者可能伴有眼部症状，如眼痒、流泪等。症状通常在接触过敏原后迅速出现，并在离开过敏原后可缓解。长期反复发作可导致慢性鼻窦炎、鼻息肉等并发症。

二、护理评估

（一）疾病与病症

1. 症状：有无水样清涕、鼻塞、鼻痒、阵发性喷嚏、嗅觉减退等症状，以及症状的严重程度、对生活的影响。

2. 体征：双侧鼻黏膜是否苍白、肿胀，下鼻甲是否水肿，鼻腔水样分泌物是否增加等。

3. 健康史：有无个人或家族过敏性疾病、呼吸道及皮肤变应性疾病史，患者的生活环境、职业、饮食习惯、嗜好等。

4.辅助检查：过敏原检测、鼻激发试验、鼻分泌物涂片细胞学检查、鼻灌洗液中过敏原特异性 IgE 和嗜酸性粒细胞阳离子蛋白测定、血清过敏原组分特异性 IgE 检测、呼气一氧化氮检测和肺功能检查等。

（二）健康状况

1.神志与生命体征、基本信息（年龄、性别、文化程度、职业、性格特点等）。

2.鼻部不适对睡眠和生活质量的影响。

3.疾病对学业或社会交往的影响，患者有无行为问题，如易激惹、沮丧等情感障碍，注意力不集中、多动等。

4.社会心理（疾病认知、护理需求、情绪反应、应对策略及社会支持等）。

（三）生理功能

1.嗅觉功能（嗅觉障碍程度，是否存在气味识别减弱、环境感知降低等）。

2.呼吸功能（如严重鼻塞、腺样体肥大、鼻部病变等）。

（四）自理能力

生活自理能力、自我管理能力（症状监测、药物使用和依从性）筛查与评估。

（五）风险与并发症

支气管哮喘、鼻窦炎、鼻息肉、分泌性中耳炎等。

三、诊断依据

可疑过敏性鼻炎时，应详细采集病史，进行必要的体格检查和过敏原检测。在临床诊断和治疗过程中，需要结合辅助检查结果与患者临床病史进行分析，确定过敏原的类型和致敏程度，以及它们与疾病的一致性。

（一）症状

1.鼻痒：有时可伴有耳朵发痒及咽部发痒。

2. 喷嚏：呈阵发性发作，从几个、十几个、数十个不等，多在晨起或夜晚发作，或接触变应原后立即发作。

3. 流涕：大量清水样鼻涕，尤其在过敏症状加剧时。

4. 鼻塞：程度轻重不一，可表现为间歇性或持续性，单侧、双侧或两侧交替性鼻塞。

5. 嗅觉障碍：由于鼻黏膜水肿明显导致部分患者可能嗅觉减退。

6. 眼部症状：部分患者可能伴有眼部症状，如眼睛发痒、流眼泪、眼睛灼热感或发红。

7. 喘息与咳嗽：少数情况下，过敏性鼻炎可能引起支气管哮喘，表现为喘息、气急、咳嗽和胸闷。

（二）检查结果

1. 过敏原皮肤试验检查：主要包括皮肤点刺试验及皮内试验。其中，皮肤点刺试验是确定过敏性疾病病因的重要方法。如果患者对某种过敏产生超敏反应，则 20 分钟内在点刺部位出现风团和红斑，与对照作比较，综合判断试验结果。皮内试验较点刺试验有更高的敏感性，如果点刺试验为阴性且不能排除可疑过敏原时，可进行皮内试验。

2. 血液检查：主要包括血清总 IgE、特异性 IgE 检测。总 IgE 水平升高仅能提示 I 型变态反映可能性大，不能作为过敏性鼻炎的独立诊断依据。特异性 IgE 水平可以客观反映机体的致敏情况，阳性结果可明确过敏原。然而，特异性 IgE 的分级与疾病严重程度不一定相关，且特异性 IgE 阳性也不一定会引起临床症状。

3. 嗜酸性粒细胞计数：嗜酸性粒细胞计数检查用于评估外周血液、局部体液（鼻分泌物、诱导痰等）中嗜酸性粒细胞的数量，以确定是否存在过敏性鼻炎。

4.鼻激发试验：是诱发鼻腔出现类似过敏性鼻炎症状或症状加重的临床试验。用过敏原进行的鼻腔激发试验是诊断过敏性鼻炎的重要方法。临床上，当患者病史和临床表现高度怀疑过敏性鼻炎，但皮肤试验和血清特异性 IgE 检测均为阴性时，需要通过变应原鼻激发试验进行诊断。

5.其他检查：如鼻分泌物涂片、鼻灌洗液细胞学检测等，有助于了解鼻腔炎症情况。

（三）其他

结合患者的病史，包括疾病发作期典型症状、时间，以及患者家族史和过敏史等综合考虑。

四、治疗要点

过敏性鼻炎的治疗原则为"防治结合、四位一体"，包括健康教育、环境管理、药物治疗、免疫治疗。

（一）环境控制

全面的环境控制计划是过敏性鼻炎防治的重要措施。过敏性鼻炎患者确定过敏原后就应该避免或尽可能减少接触相关过敏原。

（二）药物治疗

过敏性鼻炎常用治疗药物分为一线用药和二线用药。一线治疗药物包括鼻用糖皮质激素、第二代口服和鼻用抗组胺药、口服白三烯受体拮抗剂；二线治疗药物包括口服糖皮质激素、口服和鼻用肥大细胞膜稳定剂、鼻用减充血剂、鼻用抗胆碱能药。

（三）免疫治疗

免疫治疗是过敏性鼻炎的一线治疗方法，具有近期和远期疗效，且有可能改变疾病的自然进程，预防过敏性鼻炎发展为哮喘，减少产生新的致敏原。

（四）健康教育

世界过敏组织提出，对变应性疾病患者的健康教育可以分为3个方面：首诊教育、强化教育（随诊教育）及家庭和看护人员教育。

五、护理措施

（一）症状控制和有效避免过敏原

1. 一般护理

根据症状严重程度和对日常生活的影响予以对症护理，遵医嘱使用药物缓解鼻部症状。

2. 有效避免过敏原

（1）季节吸入性过敏原

春季花粉主要来自树木，夏季花粉主要来自禾本科、谷类、梯牧草等植物，秋季花粉主要来自艾蒿、葎草、豚草等杂草植物。一天中花粉相对飘浮密集时间是14:00～16:00，有些植物在20:00～22:00还会形成第二次高峰。因此，尽量避免在花粉高峰时段外出，关闭门窗，减少花粉进入室内。如需外出，建议佩戴口罩和护目镜。

（2）常年吸入性过敏原

1）尘螨：床、室内地毯和布艺家装是尘螨最容易滋生的地方，常见于床垫、床单、枕头、毛毯、布艺、沙发、被褥、窗帘等。尘螨在60℃烤箱中10分钟、-18℃家用冰箱或-24℃家用冰柜中24小时、-70℃专用冰箱中10分钟可死亡。儿童的布艺玩具可放在-18℃家用冰箱内超过24小时以杀死尘螨。此外，55℃以上热水清洗、采取防螨布料制品等措施都有一定效果。

2）蟑螂：德国小蠊是我国室内最常见的致敏原，其次是美洲大蠊，尤其是其排泄物。蟑螂是杂食性昆虫，耐饥不耐渴。在家中灭蟑螂时要封锁水源，将水龙头关紧，擦干水迹，在水池、便池、电冰箱底座周围诱捕、粘捕、吸捕、烫杀或投放杀虫剂毒饵,并以点多、量少、面广的方式尽可能在蟑螂取水、取食路上使其中毒死亡。平时应堵塞下水道、注意厨房清洁卫生,不留食物残渣。消灭蟑螂时应保持尸体完整,避免切断或扎伤以免释放排泄物。

3)宠物:对猫狗皮屑过敏的患者家中不应饲养宠物,并应彻底清除室内猫毛及狗毛等物质,避免到有宠物的人家走亲访友,远离宠物饲养者。经常给宠物洗澡、理发可减少过敏原的释放。因为猫狗的过敏原主要来自唾液,所以无毛的宠物虽然释放过敏原的量较少,但也可能引起过敏。可以考虑给宠物进行过敏原免疫治疗(allergen immunotherapy, AIT),以减少过敏原的产生。

(3)定期清洁居住环境,保持室内通风良好

使用带有高效过滤器的吸尘器进行清洁,避免使用地毯和毛绒玩具。定期清洗空调滤网,减少灰尘及过敏原。使用空气净化器或空调设备,过滤空气中的过敏原。避免在室内吸烟,减少二手烟暴露。保持室内空气相对湿度在50%以下,尤其是卧室和客厅,以减少尘螨等过敏原的滋生。

(二)用药指导

1.抗过敏药物

(1)根据患者的症状和过敏原类型,选择合适的抗过敏药物,如抗组胺药、白三烯受体拮抗剂等。

(2)向患者介绍药物的使用方法、剂量和注意事项,并提醒患者按时服药。

(3)定期评估药物疗效和不良反应,及时调整药物剂量或更换药物。

2.鼻腔局部用药

(1)根据患者的症状和鼻腔炎症情况,选择合适的鼻腔局部用药,如鼻腔喷雾剂、鼻腔软膏等。

(2)向患者演示正确的用药方法,确保药物能够准确到达鼻腔病变部位。注意喷药姿势为:头部稍前倾,喷嘴进入鼻腔约为1厘米,稍偏向外侧使用(交

叉喷药法），左手喷右侧鼻孔，右手喷左侧鼻孔，避免直接喷向鼻中隔，以免引起鼻出血。

（3）提醒患者注意用药频率和剂量，避免过量使用或遗漏用药。

（三）整体健康促进

1. 保持日常饮食多样性，合理作息、适度锻炼，调节免疫平衡。根据天气变化适时增减衣物，避免因温差变化引起的鼻黏膜刺激。保持良好的心态，避免过度紧张和焦虑，因为情绪波动也可能影响过敏症状。日常进行穴位按摩和鼻腔盐水冲洗，可有效改善鼻炎症状。

2. 护士应主动与患者进行沟通，积极进行心理疏导，鼓励其表达内心感受，增强患者对治疗的信心。向患者介绍过敏性鼻炎的发生、发展和转归，帮助其心理顺利接受，并积极配合治疗。

（四）健康教育与自我管理

1. 首诊教育

向患者解释过敏性鼻炎的基本概念、病因、症状和可能的并发症。强调诊断的重要性，介绍过敏原检测方法，如皮肤点刺试验或血清特异性 IgE 检测。解释包括避免过敏原、药物治疗和可能的免疫疗法等相关治疗方法的注意事项。

2. 随诊教育

对患者进行长期管理，指导患者如何识别和避免触发因素，协助患者制定预防复发策略，根据患者病情和治疗效果更新健康教育内容。

3. 患者、照护者及家庭其他成员教育

强调家庭环境对患者病情的影响，指导家庭成员如何创造一个低过敏原的生活环境。讨论家庭成员如何支持患者的日常管理，包括协助识别过敏原、监督用药和鼓励健康生活习惯。提供有关应对策略的教育，帮助患者和家庭成员在面对疾病发作时能够正确应对症状，采取适当的措施，规范使用药物，并在症状严重或持续时，及时寻求专业医疗帮助。

（五）并发症预防与健康监测

1. 预防过敏性鼻炎并发症的关键在于控制过敏性鼻炎本身，减少其发作的频率和严重程度。

2. 观察并发症迹象，定期评估鼻炎相关不适症状的变化，指导患者养成良好的生活习惯，出现不适积极寻求治疗。

3. 定期随访以评估治疗效果和调整治疗方案。

六、结局评价

过敏性鼻炎的治疗效果包括近期和远期疗效，近期疗效在治疗结束时评价（免疫治疗除外），远期疗效至少在治疗结束后 1 年内进行评价。

（一）症状指标

主要包括 4 个鼻部症状（喷嚏、流涕、鼻痒和鼻塞）及 2 个眼部症状（眼痒/异物感/眼红、流泪）。建议采用"四分法"或者视觉模拟量表（VAS），对治疗前后的单个症状评分和（或）鼻部、眼部、哮喘症状总评分的改善情况进行评价。

（二）辅助检查

由于过敏性鼻炎的症状通常为间歇性，单独鼻阻力及鼻声反射等鼻功能性检查通常不适用于疗效评估。药物治疗的患者的疗效评估主要根据主观评价，对于免疫治疗的患者，可参考鼻激发试验、血液检查等。

（三）生活质量

目前应用最广泛的过敏性鼻炎健康相关生活质量评分量表为鼻结膜炎生活质量调查问卷（rhinoconjunctivitis quality of life question naire, RQLQ）。此量表通过评估患者在特定方面的生活质量问题来评估鼻炎对其日常生活的影响，包括鼻症状、眼症状、活动能力、嗅觉功能、睡眠质量、日常活动和情感状态等方面的评估维度。也可以参考更简单易操作的日本变应性鼻结膜炎生活质量调查问卷,标准版 RQLQ(18 岁以上成人使用)包括 7 个方面共 28 个项目。儿童版 RQLQ(6～12 岁使用)包括 5 个方面共 23 个项目。青少年版 RQLQ(12～17 岁使用)包括 6 个方面共 25 个项目。

七、思考题

李某,女性,5 岁 3 个月。反复咳嗽、流涕 2 周,以清涕为主,伴揉鼻、揉眼等,其间外院按"急性上呼吸道感染"治疗,症状未完全缓解。查体:轻微过敏性黑眼圈,心肺未见异常。个人史:婴儿期有湿疹病史。家族史:母亲过敏性鼻炎。辅助检查:吸入性过敏原提示尘螨 4 级过敏,总 IgE 150IU/mL。初步诊断:过敏性鼻炎(急性发作期)。

请问:

(1)如何正确指导患者及其家属使用鼻喷类药物?

(2)如何针对性地指导衣食住行方面的注意事项?

参考文献

[1] 中华耳鼻咽喉头颈外科杂志编辑委员会鼻科组,中华医学会耳鼻咽喉头颈外科学分会鼻科学组.中国变应性鼻炎诊断和治疗指南(2022 年,修订版)[J].中华耳鼻咽喉头颈外科杂志,2022,57(2):106-129.

[2] 北京医学会过敏变态反应学分会.过敏性疾病诊治和预防专家共识(Ⅰ)[J].中华预防医学杂志,2022,56(10):1387-1394.

[3] 北京医学会过敏变态反应学分会.过敏性疾病诊治和预防专家共识(Ⅱ)[J].中华预防医学杂志,2022,56(11):1527-1539.

[4] 北京医学会过敏变态反应学分会.过敏性疾病诊治和预防专家共识(Ⅲ)[J].中华预防医学杂志,2022,56(12):1685-1693.

[5] 王洪田,王学艳.变应性鼻炎防治中应重视环境控制和加强健康教育[J].中华预防医学杂志,2023,57(3):318-326.

第二节　过敏性结膜炎护理

一、疾病概述

过敏性结膜炎（allergic conjunctivitis, AC）是结膜对过敏原刺激产生超敏反应所引起的一类疾病，以Ⅰ型和Ⅳ型超敏反应为主。根据发病机制和临床表现，过敏性结膜炎分为季节性过敏性结膜炎、常年性过敏性结膜炎、春季角结膜炎、巨乳头性结膜炎和特应性角结膜炎五种亚型。在我国，季节性过敏性结膜炎和常年性过敏性结膜炎占所有过敏性结膜炎患者的74%。

过敏性结膜炎由多种因素引起，包括遗传、炎症、空气污染、特应性体质、花粉暴露和与宠物接触等，在过敏体质人群中更为常见，儿童和年轻人群的发病率较高。

该疾病的典型症状为眼痒、流泪、异物感及结膜囊分泌物增多，临床体征包括眼睑肿胀、结膜充血、水肿、结膜乳头增生。过敏性结膜炎可进展为角膜结膜炎，并可能导致视力下降。尽管很少对视力构成威胁，但它会严重影响患者的生活质量。其常伴随过敏性鼻炎，当两种疾病同时出现时，称为过敏性鼻结膜炎。

二、护理评估

（一）疾病病症

1.过敏性结膜炎的类型、主诉、症状（眼痒、流泪、异物感等）、体征（结膜充血、水肿、乳头增生等）、实验室结果（如 IgE 水平、嗜酸性粒细胞计数）。

2.是否为过敏体质、已知的过敏原及触发因素、过敏性疾病家族史。

3. 全身其他部位的过敏性疾病史（过敏性鼻炎、哮喘）、眼部手术史，以及其他相关眼部疾病（眼干燥症、结膜炎）、用药史（抗过敏药物、抗生素）。

（二）健康状况

1. 神志与生命体征、基本信息（年龄、性别、文化程度、职业、性格特点等）。

2. 眼部不适对睡眠和生活质量的影响。

3. 生活环境（尘螨、宠物毛发、花粉等）和生活习惯（化妆品、佩戴隐形眼镜等）。

4. 社会心理（疾病认知、护理需求、情绪反应、应对策略及社会支持等）。

（三）生理功能

1. 眼部功能（泪液分泌、视力、眼部运动如频繁揉眼或眨眼、眼部舒适度等）。

2. 呼吸功能（如合并过敏性鼻炎、哮喘）及肝肾功能指标。

（四）自理能力

生活自理能力、自我管理能力（症状监测、药物使用和依从性）筛查与评估。

（五）风险并发症

角膜并发症（如溃疡、瘢痕）、相关并发症（干眼、药物依赖、长期使用糖皮质激素引起的青光眼、白内障、感染等）。

三、诊断依据

（一）症状

眼痒，可伴有流泪、异物感、结膜囊分泌物增多等。

（二）体征

眼睑肿胀、结膜充血、水肿、结膜乳头增生，以及角膜特异性病变特征至少 1 项。

（三）检查结果

1.结膜刮片或印迹细胞学检查：检查若发现嗜酸性粒细胞（嗜酸性粒细胞检出率＞2个/高倍镜视野），有助于诊断过敏性结膜炎。但若检查结果为阴性，也不能排除该诊断。在有条件的情况下，建议进行细菌培养，以排除细菌性结膜炎的可能性。

2.角膜活体共聚焦显微镜检查：对于春季角结膜炎、特应性角结膜炎的炎性反应状态，观察角膜缘结构和睑板腺腺体状况具有重要的随访价值。患者球结膜、中央角膜上皮中朗格汉斯细胞数量通常高于健康人。因此，有条件的医疗机构可以考虑进行此项检查，以深入探讨其在过敏性结膜炎诊断中的意义。

3.泪液或血液IgE抗体检测：将特定过敏原的膜条与患者血液或泪液接触，可以半定量评估IgE抗体的滴度。IgE抗体滴度升高有助于诊断过敏性结膜炎。

4.过敏原激发试验：将少量特定过敏原溶液滴于患者结膜囊，若在3～5分钟内患者出现眼痒，20分钟内出现结膜充血，可判定为阳性反应。

（四）其他

详细询问病史对诊断及鉴别诊断非常重要，包括全身其他部位的过敏性疾病史、过敏性疾病家族史、生活环境、接触镜佩戴史及眼部手术史等。

四、护理措施

（一）症状控制和过敏原管理

1.根据症状严重程度和发作频率，予以对症护理。

2.多数患者主要缓解眼痒、眼红等不适，包括用药处理、眼部清洁及冰敷等；对于长期发作或病情迁延患者，则以控制炎性反应状态为主。

3.急性期选择激素间歇疗法：治疗初期眼部滴药每2小时1次，症状缓解后降低滴药频率。

4.尽量避免或减少接触过敏原如花粉、尘螨和宠物毛发等。

（二）用药管理

1.指导患者正确使用眼药水，包括滴药的频率、剂量和方法。

2.监测药物可能的不良反应，如抗组胺药可能导致的干眼加重、嗜睡，长期应用激素类药物应警惕青光眼和白内障等严重并发症。

3.强调遵医嘱用药的重要性，避免自行增减药物剂量或更换药物。

（三）整体健康促进

1.改善生活环境，如定期清洁床单、窗帘、地毯等；尘螨过敏患者应加强室内清洁和除螨工作，花粉过敏患者则需要在花粉季节尽量采取保护措施，避免开窗时花粉飘入室内；外出时佩戴墨镜以减少风沙的刺激，空气污染严重时，患者应适当减少户外活动时间。

2.生活指导与支持：避免可能引起过敏的食物，戒烟酒，补充维生素，加强营养；指导适当的休息和活动，以减轻眼部疲劳；指导正确的手卫生习惯，避免用手揉眼，减少感染风险；指导如何进行眼部护理，如冷敷或使用人工泪液；提供情绪支持和应对策略；佩戴普通框架眼镜，替代角膜接触镜。

3.提供心理支持和情绪管理的技巧，鼓励家属多与患者交流。

（四）健康教育与自我管理

1.根据患者的生活自理能力、自我管理能力进行技能训练、自我监测教育。

2.指导患者了解过敏性结膜炎的病因、症状和触发因素，鼓励患者记录症状日记，以帮助识别和避免触发因素。

3.强调家庭成员在提供情感支持和鼓励患者遵守治疗计划中的作用，包括帮助识别过敏原和维持清洁的生活环境。

4.讨论长期管理和预防复发的策略，并提供最新资源和信息。

（五）并发症预防与健康监测

1.定期评估症状变化、生命体征、眼部舒适度。

2.观察并发症迹象，指导患者如何监测和管理药物不良反应，如眼部有无刺痛甚至烧灼感，是否伴有视力下降和分泌物增加等，若发现异常立即通知医生及时处理；糖皮质激素点眼时间超过2周须密切随访眼压变化。

3.定期随访以评估治疗效果和调整治疗方案。

五、结局评价

（一）疗效

症状控制、体征改善。

（二）安全

未发生并发症/其他药物不良反应或并发症/药物不良反应得到及时控制。

（三）经济

能够负担直接（药物、检查、治疗等）和间接（交通、家庭护理等）医疗费用，接受治疗产生的时间成本，未造成工作和生产力损失。

（四）感受

通过问卷或访谈评价生活质量的改善情况，对护理过程的满意度，参与程度和对护理计划的遵循情况。

六、思考题

王某，男性，12岁，3年前无明显诱因反复眼部瘙痒明显，揉眼后无缓解，伴双眼眼红、畏光、流泪等不适，有黏性分泌物、无视力下降，春夏季发病频繁，既往曾有过敏性鼻炎病史多年，变应原检测阳性，特异性IgE阳性。

请问：

（1）考虑到患者的年龄和过敏史，家庭护理计划应包括哪些具体措施？

（2）护理人员应如何协助患者进行长期过敏性疾病的管理？

参考文献

[1] MIYAZAKI D, FUKUSHIMA A, UCHIO E, et al. Executive summary：Japanese guidelines for allergic conjunctival diseases 2021[J]. Allergol Int，2022，71（4）：459−471.

[2] 中华医学会眼科学分会角膜病学组．我国过敏性结膜炎诊断和治疗专家共识（2018 年）[J]. 中华眼科杂志，2018，54（06）：409−414.

[3] LEONARDI A, SILVA D, PEREZ FORMIGO D, et al. Management of ocular allergy[J]. Allergy, 2019, 74（9）：1611−1630.

[4] CHAN V F, YONG A C, Azuara-Blanco A, et al.A Systematic Review of Clinical Practice Guidelines for Infectious and Non-infectious Conjunctivitis[J]. Ophthalmic Epidemiol, 2022, 29（5）：473−482.

[5] 邵毅，郭楚祎，石文卿．亚洲春季角结膜炎的诊疗规范：2022 年亚洲专家共识解读 [J]. 眼科新进展，2023，43（03）：169−172.

[6] 冯鑫媛，李杨佳旎，邓新国．过敏性结膜炎研究现状 [J]. 中国实用眼科杂志，2018，36（3）：173−178.

[7] 席淑新，肖惠明 . 眼耳鼻咽喉科护理学 [M].5 版 . 北京：人民卫生出版社，2021：60−62.

第三节　分泌性中耳炎护理

一、疾病概述

分泌性中耳炎（secretory otitis media, SOM）是以鼓室积液和传导性聋为主要特征的中耳非化脓性炎性疾病，通常与机体变应性炎症直接相关，是变应性鼻炎的常见并发症。卡他性中耳炎、浆液性 / 黏液性中耳炎、分泌性中耳炎、胶耳、非化脓性中耳炎等，实际上都是分泌性中耳炎的不同称谓，这些名称反映了疾病不同进展的特征，主要区别在于中耳积液的性质（如浆液、黏液等）。咽鼓管的通畅和功能正常对中耳至关重要。如果咽鼓管功能受损，中耳内气压可能逐渐变为负压，这种负压会促使中耳腔黏膜微血管内的血清等成分渗出并聚集于中耳腔内，故称为分泌性中耳炎，也称为卡他性中耳炎。

分泌性中耳炎的发病机制受多种因素的影响，主要包括变态反应、咽鼓管通气功能障碍、细菌或病毒感染和其他因素。上呼吸道感染是分泌性中耳炎的最常见诱因。儿童由于咽鼓管的解剖特点（短、宽、平）和咽鼓管肌肉及软骨发育不成熟，更易受到鼻咽部感染的影响，导致咽鼓管易关闭塌陷，这是儿童更易发生分泌性中耳炎的解剖原因。

分泌性中耳炎是中耳的常见疾病，尤其在冬春季多发，儿童的发病率高于成人，是导致儿童听力下降的重要原因之一。根据病程的长短，分泌性中耳炎可分为急性和慢性两种，其中急性分泌性中耳炎若持续时间达到或超过 3 个月则被视为慢性分泌性中耳炎。

分泌性中耳炎的主要症状包括听力减退、耳痛、耳鸣和耳闷。若未能及时诊断和治疗，分泌性中耳炎可能导致儿童在听觉、语言能力和学习能力方面的发育明显衰退，影响患儿的整体成长。

二、护理评估

（一）疾病与病症

1. 症状：有无听力减退、耳痛、耳鸣、耳闷症状，以及症状的严重程度、对生活的影响。

2. 体征：鼓膜是否完整、颅面发育是否异常。

3. 健康史：有无过敏性疾病、急性上呼吸道感染、鼻窦炎、扁桃体炎、儿童腺样体肥大、鼻咽部肿瘤病史及头颈部放射治疗史。

4. 辅助检查结果：鼓气耳镜检查、听力检查、声导抗检查、颞骨CT、鼻咽部检查、过敏原筛查、血常规。

（二）健康状况

1. 神志与生命体征、基本信息（年龄、性别、文化程度、职业、性格特点等）。

2. 耳部不适对睡眠和生活质量的影响。

3. 疾病对学业或社会交往的影响，患儿有无行为问题，如易激惹、沮丧等情感障碍，注意力不集中、多动等。

4. 社会心理（疾病认知、护理需求、情绪反应、应对策略及社会支持等）。

（三）生理功能

1. 听觉功能（听力损失程度、是否存在变位性听力改善、儿童对声音反应是否灵敏等）。

2. 平衡（前庭）功能（部分患者半规管功能受影响）。

3. 呼吸功能（如合并上呼吸道感染、腺样体肥大、鼻部病变等）。

（四）自理能力

生活自理能力、自我管理能力（症状监测、药物使用和依从性）筛查与评估。

（五）风险与并发症

鼓膜内陷或不张、听骨链侵蚀、胆脂瘤形成和鼓膜穿孔、永久性听力下降等。

三、诊断依据

主要依据病史、临床表现及听力检查结果。在必要时，诊断性鼓膜穿刺术可用于确诊。

（一）症状

1.听力下降：患者可能出现听力下降和自听增强。特定头位，如前倾或者偏向健侧时，听力可能有所改善，这称为变位性听力改善。儿童可能因对声音反应迟钝或注意力不集中而就医。若为单耳患病，且另一耳听力正常，可能长期不被察觉。

2.耳痛：急性者可能感到隐约的耳痛，表现为持续性或阵发性疼痛。慢性者耳痛不明显。

3.耳鸣：通常为低频间歇性。在头部运动或打哈欠、捏鼻鼓气时，可能出现气过水声。

4.耳闷：耳内闭塞或闷胀感，反复按压耳屏后可暂时减轻。

（二）检查结果

1.鼓气耳镜检查：急性分泌性中耳炎患者鼓膜可能呈现松弛部或全鼓膜充血、内陷，鼓室积液时可见液平面，部分患者可见鼓室内气泡，鼓膜失去正常光泽，呈淡黄色或琥珀色；慢性者鼓膜可呈灰蓝色、乳白色，鼓膜活动受限。

2.听力检查：音叉试验及纯音听阈测试结果显示传导性聋。听力损失程度不一，严重者可达 40dB 左右。因积液量常有变化，听阈可有一定波动。

3.声导抗检查：对分泌性中耳炎的诊断具有重要价值，鼓室曲线平坦型（B

型）为分泌性中耳炎的典型曲线；负压型曲线（C 型）提示咽鼓管功能不良。

4. 颞骨 CT：可见鼓室内有低密度影，乳突部分或全部气房内积液，部分气房可见液平面。

5. 鼻咽部检查：了解患者鼻咽部情况，检查可能发现腺样体肥大、鼻咽炎、鼻咽部肿瘤（如鼻咽癌、鼻咽纤维血管瘤）等。

6. 体格检查：对分泌性中耳炎患者的体格检查不能仅限于鼓膜部位。颅面异常，例如 Down 综合征、黏膜下腭裂及悬雍垂裂，这些疾病的存在可能使患者更易患分泌性中耳炎。

7. 变应原筛查：当分泌性中耳炎伴随有变应性疾病的相关症状和体征时，需要进行标准变应性评估检查。用于嗜酸性粒细胞的鼻涂片检查、周围嗜酸性粒细胞计数，以及特异性变应原的皮肤试验均可能具有重要诊断意义。

8. 血常规：不同病因分泌性中耳炎其血常规表现也不同。感染性疾病会使白细胞计数升高，中性粒细胞比例增加，伴核左移；变应性疾病会使嗜酸性粒细胞增多。

（三）其他

详细询问病史，包括过敏性鼻炎、急性上呼吸道感染、鼻窦炎、扁桃体炎、儿童腺样体增生肥大等。儿童可能不会主诉听力下降，有时是在偶然情况下发现而就医。

四、治疗要点

治疗分泌性中耳炎的关键在于去除病因。此外，还需要通过多种方法清除中耳积液，改善中耳引流，提高听力。

（一）保守治疗

此病具有一定的自限性，尤其是单纯由上呼吸道感染引起的分泌性中耳炎，多数患者在 3 个月内可通过保守治疗治愈，避免过度干预。对感冒导致的急性分泌性中耳炎，推荐用鼻喷激素缓解鼻腔和鼻咽部的炎症和水肿。同时，使用黏液促排剂促进中耳腔积液清除。若伴有鼻塞，可适当使用鼻减充血剂减轻鼻腔水肿（建议使用不超过 7 天）。建议患者在用药 2 周后复诊，以评估症状是否缓解，并连续观察 3 个月。慢性分泌性中耳炎应针对病因进行治疗。例如，若小儿因腺样体肥大导致分泌性中耳炎，且保守治疗无效，通常建议 4 岁以上儿童考虑切除腺样体。若病因是鼻腔或鼻窦的良性疾病，则应规范治疗鼻窦炎、过敏性鼻炎等原发病。成人可根据适应证进行鼻中隔矫正术、鼻息肉切除术等，以去除鼻腔病变、改善引流。若由鼻咽部恶性肿瘤导致，则应在尽快明确诊断后积极进行相应治疗。若排除上述病因后仍未痊愈，考虑咽鼓管功能不良，在明确无鼻腔炎症后，推荐患者多练习咽鼓管吹张法（成人可用捏鼻鼓气法，小儿用波利策法），以改善咽鼓管功能。

（二）手术治疗

若经过 3 个月以上的保守治疗，听力仍未改善，可考虑手术治疗。可行鼓膜切开术，若积液严重或黏稠，可同时行鼓膜置管术。鼓膜置管术是一种比较成熟和可靠的治疗手段。术后鼓膜通气引流管至少放置半年至 1 年，并建议术后每 3 个月复诊一次，复诊时按医嘱取出通气引流管，部分通气引流管亦可能自行脱出。咽鼓管球囊扩张术是一种新兴的治疗方法，其远期疗效尚有待进一步观察。

五、护理措施

（一）症状控制和中耳手术后护理

1. 根据症状严重程度和对日常生活的影响予以对症护理，遵医嘱使用药物缓解鼻腔、鼻咽部的炎症和水肿，促进中耳腔积液清除。慢性期进行波氏球吹张或导管吹张促使咽鼓管通畅，改善症状。指导患者正确行捏鼻鼓气法，作为日常自我护理的一部分，以增强咽鼓管功能。

2. 鼓膜切开或置管术后，应密切观察患者生命体征，耳部有无渗血、渗液、疼痛、耳内脉搏跳动感等，如有异常应及时通知医生处理。

（二）用药管理

1. 抗菌药物：遵医嘱在急性期根据病变严重程度使用合适的抗菌药物，并密切观察药物疗效及不良反应。为减轻咽鼓管黏膜充血肿胀，保持咽鼓管通畅，可使用减充血剂和抗组胺药物。

2. 改善咽鼓管通气引流：指导患者正确应用鼻腔减充血剂或含有激素的抗生素滴鼻液滴鼻，每天3～4次，采用仰卧头低位的滴鼻体位。对于减充血剂效果不佳者，鼻用激素可提供较好疗效。鼓膜穿刺后立即进行咽鼓管吹张，有助于排出残留渗液并消除中耳负压造成的不良影响。若渗液黏稠不易排出，可注入肾上腺皮质激素、透明质酸酶、糜蛋白酶等稀化渗液，以助排出。

3. 促进纤毛运动及排泄功能：使用盐酸氨溴索等稀化黏液促进排泄的药物，有助于中耳积液排出。

（三）整体健康促进

1. 改正不良习惯，学会正确擤鼻，即单侧交替进行，避免双侧同时擤鼻，减少鼻咽部感染通过咽鼓管传播的风险。生活中避免污水侵入外耳道，禁止游泳、跳水等活动。合理膳食，避免辛辣刺激性食物，戒烟限酒。加强锻炼，增强抵抗力，预防上呼吸道感染。积极治疗鼻腔、鼻咽部疾病。小儿应选择正确的哺乳体位，避免捏鼻灌药。

2. 提供心理支持和情绪管理的技巧，关心患者，注意患者及其家属的情绪状况，耐心讲解疾病相关知识，满足他们对疾病的认知需求，缓解患者的焦虑心理，使其能积极配合治疗和护理。

（四）健康教育与自我管理

1. 向患者解释分泌性中耳炎的病因、症状和触发因素；讨论诊断过程，包括必要的检查和测试；介绍治疗方案，包括药物治疗、原发病治疗和局部手术治疗等；强调遵医嘱和正确使用药物，监测和管理药物不良反应。告知患者分泌性中耳炎多数预后良好，但若反复发作或治疗不当可以导致鼓膜穿孔、慢性中耳炎或胆脂瘤等。

2. 讨论长期管理和预防复发策略，根据患者病情和治疗效果更新健康教育内容。儿童分泌性中耳炎易被忽视，家长和老师应提高认识，10 岁以下儿童应定期进行筛查性声导抗检测。成人分泌性中耳炎患者应注意排查鼻咽癌，尽早进行鼻咽部检查和鼻咽部新生物活检。

（五）并发症预防与健康监测

1. 定期评估听力及耳部不适症状的变化，查看鼓膜形态、耳道情况。

2. 观察并发症迹象，指导患者养成良好的生活习惯，出现不适积极寻求治疗。

3. 定期随访以评估治疗效果和调整治疗方案。

六、结局评价

（一）症状指标

听力下降、耳痛、耳鸣、耳闷症状的变化。

（二）辅助检查

鼓气耳镜检查、听力检查、声导抗检查、颞骨 CT、鼻咽部检查、血常规结果的变化。

（三）生活质量

1. 中文版《慢性耳病调查量表》(the chinese version of the chronic ear survey, CCES)。该量表是美国哈佛医学院麻省眼耳中心临床预后研究小组针对慢性中耳炎患者所设计的主观性问卷调查表，CCES 是等效的英文版 CES。CCES 有 13 个问题，评估活动限制、症状、医疗资源占用 3 个次项，将 3 个次项得分相加为患者生活质量总分。

2. OM-6问卷。问卷内容包括躯体病痛、听力损失、言语障碍、情感障碍、活动限制和家长的担忧6个方面，评分标准为1～7分，分数越高说明情况越严重。

七、思考题

马某，女性，5岁，父母发现其对呼唤反应迟钝而就诊。近半年常出现呼之不应的情况，看电视时要求调高电视声音。自幼常发生鼻塞流涕等症状，既往曾有变应性鼻炎病史。无家族遗传疾病史，无外伤史。鼓气耳镜检查示鼓膜内陷，纯音听阈测试显示中度传导性聋，声导抗示波峰降低（B型曲线）。

请问：

（1）根据病情，针对患者和家属应采取哪些护理措施？

（2）请对患者和家属进行有关此病防治的健康指导。

参考文献

[1] 徐敏，冯永，敬前程，等.伴骨导听力下降的分泌性中耳炎临床特征及疗效分析 [J]. 中华耳科学杂志，2023，21（1）：52-56.

[2] 李雨青，赵辉.儿童分泌性中耳炎临床指南解析 [J]. 中华耳科学杂志，2022，20（3）：504-508.

[3] ROSENFELD R M, SHIN J J, SCHWARTZ S R, et al.Clinical Practice Guideline: Otitis Media with Effusion Executive Summary（Update）[J]. Otolaryngology Head and Neck Surgery, 2016, 154（2）：201-214.

[4] 刁明芳，刘娅，孙建军.儿童分泌性中耳炎诊断和治疗指南（2021）解读 [J]. 中华耳鼻咽喉头颈外科杂志，2021，56（6）：568-572.

[5] 吴欣娟，耿小凤，田梓蓉，等.耳鼻咽喉头颈外科专科护理 [M]. 北京：人民卫生出版社，2021.

第四节 支气管哮喘护理

一、疾病概述

支气管哮喘是一种异质性疾病，由多种细胞和细胞组分参与，通常以慢性气道炎症为特征。临床表现为反复发作的喘息、气急，伴或不伴胸闷或咳嗽等症状，同时伴有气道高反应性和可变的气流受限，随着病程延长可导致气道结构改变，即气道重塑。

（一）流行病学

支气管哮喘（简称哮喘）是一种常见的慢性呼吸系统疾病，影响全球1%～29%的人口。据估计，全球有超过3亿哮喘患者。在中国，成年哮喘患者约有4570万人。近年来，全球哮喘患病率呈逐年上升趋势。2012—2015年的"中国肺健康研究"调查显示，中国20岁及以上人群的哮喘患病率为4.2%，其中26.2%的哮喘患者存在气流受限（吸入支气管舒张剂后$FEV_1/FVC<0.7$）。根据2015年的全国人口普查数据，推算我国20岁以上人群约有4570万哮喘患者。

（二）病因

哮喘的病因及发病机制尚未完全明了，但目前认为是由多种因素共同作用的结果。遗传因素（即个体过敏体质）和环境因素在哮喘的发病中起着重要作用。哮喘的特征包括气道高反应性和慢性气道炎症。常见的症状诱因有运动、过敏原或刺激性物质暴露、天气变化和呼吸道病毒感染等。

（三）临床表现

1.典型呼吸道症状包括喘息、气促、咳嗽或胸闷。成年患者的症状通常在夜间或清晨加重，且强度可变。病毒感染、运动、过敏原暴露、天气变化、情绪变化（如大笑）或接触刺激物（如汽车尾气、烟雾或强烈气味）都可能引发症状。

2.哮喘存在不同的潜在疾病进程，称为"哮喘表型"包括：

（1）过敏性哮喘：是最易识别的哮喘表型，通常始于儿童期，与既往或家族性的湿疹、过敏性鼻炎、食物或药物过敏等过敏性疾病史相关。在治疗前对这些患者进行诱导痰检查，通常可发现嗜酸性粒细胞性气道炎症。具有这种哮喘表型的患者通常对吸入性糖皮质激素（ICS）治疗应答良好。

（2）非过敏性哮喘：哮喘与过敏无关，痰液细胞特征多样，可以表现为中性粒细胞型、嗜酸性粒细胞型或仅含有少量炎症细胞（寡细胞型），对ICS短期应答较差。

（3）成年期发病（迟发性）哮喘：成人尤其是女性成年后才出现症状，倾向于非过敏性，而且通常需要更高剂量的ICS，或可能对糖皮质激素治疗应答不佳。对于成年发病的哮喘患者，应先排除职业性哮喘（即因工作暴露引起的哮喘）。

（4）持续性气流受限的哮喘：长期持续性哮喘患者可能出现持续性或不完全可逆的气流受限，与气道重塑有关。

（5）肥胖型哮喘：肥胖哮喘患者表现出明显的呼吸道症状，但气道炎症特征不明显。

二、护理评估

（一）疾病病症

1.支气管哮喘的类型、主诉、症状（喘息、气促、咳嗽或胸闷等，日间和夜间哮喘症状发作频率、夜间憋醒和活动受限评估症状控制状况）、体征（三凹征等）、实验室结果（如血气分析、痰嗜酸粒细胞计数、外周血嗜酸粒细胞计数、变应原特异性IgE等）、肺功能检查（包括肺通气功能检测、支气管激发试验、支气管舒张试验、一氧化氮呼气测定（FeNO）、呼气流量峰值及其变异率测定）、影像学检查（包括胸部 X 线、CT 检查）。

2. 是否为过敏体质、已知的过敏原及触发因素、过敏性疾病家族史。

3. 全身其他部位的过敏性疾病史（过敏性鼻炎、鼻窦炎、特应性皮炎）、气道或肺部手术史，以及其他相关气道疾病（过敏性鼻炎、鼻窦炎、胃食管反流、慢性阻塞性肺疾病、支气管扩张症、阻塞性睡眠呼吸暂停低通气综合征等）、用药史（抗过敏药物、抗生素）。

（二）健康状况

1. 神志与生命体征、基本信息（年龄、性别、文化程度、职业、性格特点等）。

2. 支气管哮喘对睡眠和生活质量的影响。

3. 生活环境（尘螨、宠物毛发、花粉等，气候变化、剧烈运动、妊娠等诱发因素）和生活习惯（化妆品、香水等）。

4. 社会心理（疾病认知、护理需求、情绪反应、应对策略及社会支持等）。

（三）生理功能

1. 支气管功能（发作性伴有哮鸣音的呼气性呼吸困难或发作性胸闷和咳嗽，以及是否有强迫体位如端坐呼吸，观察口唇、面颊、甲床等是否有发绀现象）。

2. 呼吸功能（如合并过敏性鼻炎、鼻窦炎、胃食管反流、慢性阻塞性肺疾病、支气管扩张症、阻塞性睡眠呼吸暂停低通气综合征、抑郁和焦虑等）及肝肾功能指标。

（四）自理能力

生活自理能力、自我管理能力（症状监测、药物使用和依从性）筛查与评估；治疗的问题，尤其是吸入装置使用技术和依从性，对于使用 SABA 作为缓解药物的患者，评估其 SABA 的使用频率。

（五）风险并发症

所有可能造成症状负担并影响生活质量的并发症：肺部感染、水电解质和酸碱平衡紊乱、支气管扩张症、胸廓畸形、闭锁肺综合征、气胸和纵隔气肿、慢性阻塞性肺疾病、肺源性心脏病、呼吸衰竭甚至猝死等。

三、诊断依据

1. 典型哮喘的临床症状和体征：

（1）反复发作性喘息、气促，伴或不伴胸闷或咳嗽，夜间及晨间多发，常与接触变应原、冷空气、物理性刺激、化学性刺激，以及上呼吸道感染、运动等有关；

（2）发作时及部分未控制的慢性持续性哮喘，双肺可闻及散在或弥漫性哮鸣音，呼气相延长；

（3）上述症状和体征可经治疗缓解或自行缓解。

2. 可变气流受限的客观检查：

（1）支气管舒张试验阳性；或抗感染治疗 4 周后 FEV_1 与基线值相比增加 $>12\%$，且 FEV_1 绝对值增加 $>200\ mL$（排除呼吸道感染）；

（2）支气管激发试验阳性；

（3）呼气流量峰值平均每日昼夜变异率 $>10\%$，或 PEF 周变异率 $>20\%$。

符合上述症状和体征，同时具备气流受限客观检查中的任一条，并排除其他疾病所引起的喘息、气促、胸闷及咳嗽，可以诊断为哮喘。注意临床上不典型哮喘的存在，如咳嗽变异性哮喘、胸闷变异性哮喘、隐匿性哮喘，这些类型可能无喘息症状，也无哮鸣音，仅表现为反复咳嗽、胸闷或其他呼吸道症状。

四、治疗要点

（一）支气管哮喘的管理目标

1. 哮喘的长期管理目标：

（1）达到并维持症状的控制；

（2）维持正常活动水平，包括运动能力；

（3）维持肺功能水平尽量接近正常；

（4）预防哮喘急性发作；

（5）避免因哮喘药物治疗导致的不良反应；

（6）预防哮喘导致的死亡。

2. 幼儿哮喘管理的目标：实现症状良好控制，保持正常的活动水平，将未来风险降至最低，即降低发作风险，使肺功能和肺发育尽可能接近正常，并尽量减少药物不良反应，维持正常的活动水平。

（二）支气管哮喘治疗原则

1. 哮喘降级治疗：

（1）当哮喘症状得到控制并维持 3 个月以上，肺功能恢复正常且稳定时，可考虑降级治疗；

（2）降级治疗应选择适当的时间，如无呼吸道感染，患者未出行、未怀孕；

（3）多数患者间隔 3 个月将 ICS 剂量减少 25%～50% 是可行且安全的，但每一次降级治疗都应视为一次试验，有可能失败，需要密切观察和记录症状控制情况、呼气峰值流速（PEF）变化、危险因素等。根据症状控制及急性发作的频率进行评估，并告知患者一旦症状恶化，需恢复到原来的治疗方案。

2. 哮喘升级治疗：

（1）当目前级别的治疗方案不能控制哮喘［症状持续和（或）发生急性发作］时，应给予升级治疗，选择更高级别的治疗方案直至哮喘得到控制为止；

（2）升级治疗前需要排除和纠正下列影响哮喘控制的因素：1）药物吸入方法不正确；2）依从性差；3）持续暴露于触发因素（如变应原、烟草、空气污染、β受体阻断剂或非甾体消炎药等）；4）存在合并症所致呼吸道症状及影响生活质量；5）哮喘诊断错误等。

（3）升级治疗分为以下3种方式：1）使用抗炎缓解剂（AIR）时的日常调整：对于使用布地奈德－福莫特罗或倍氯米松－福莫特罗（联合或不联合维持ICS－福莫特罗）为缓解药物的患者，根据症状每天调整ICS－福莫特罗的按需剂量。按需使用布地奈德－沙丁胺醇也是一种有效的抗炎缓解治疗方案；2）短期升级治疗（1～2周）：在感染或季节性过敏原暴露期间，可能需要短期增加ICS维持剂量1～2周；3）持续升级治疗（至少2～3个月）：尽管低剂量ICS在人群层面上带来的获益最大，但个体对ICS的反应性不同。一些接受低剂量ICS-LABA治疗仍无法控制哮喘的患者可能从增加至中等剂量的维持剂量中获益。如果症状确认由哮喘引起，吸入技术和依从性良好，且已解决可纠正的危险因素（如吸烟），则建议升级治疗。若2～3个月后没有应答治疗，则应减少至先前水平，并考虑替代治疗或转诊。

五、护理措施

（一）哮喘症状控制护理

1. 自我监测：症状和（或）峰值流量的自我监测。

2. 哮喘行动计划：一份书面的哮喘行动计划，详细说明如何识别和应对哮喘恶化。

3. 定期评估：由医务人员定期评估哮喘控制、治疗和技能。

4. 哮喘自我管理的工具：哮喘控制测试评分（ACT评分表）、呼气流量峰值、哮喘日记及书面哮喘行动计划。

（二）用药管理

1. 提高用药依从性：指导和培训患者正确使用吸入装置，鼓励在共识的管理策略内提高用药依从性，定期随访并提供其他哮喘信息知识的相关建议。

2. 选择最适合患者的吸入装置：考虑装置的可及性、费用、患者培训后的使用能力、环境影响和满意度。

3. 详细告知患者及其家属所用药物的功效和用法用量，正确体位转换及干粉吸入剂等的用法。教会患者吸入器的使用步骤及注意事项，并让其反复练习，观察其在使用过程中的不足之处，及时纠正。避免自行调整药物或增减药物剂量，应遵医嘱规范治疗。

4. 对于 5 岁及以下的儿童，首选带有呼吸阀式储雾罐的压力定量气雾剂（pMDI）（使用或不使用面罩，取决于儿童的年龄）。一般而言，每次启动时呼吸 5～10 次就足够了。理论上，较小容量的储雾罐（<350mL）在非常年幼的幼儿中更有利。应在每次给药时启动一次 pMDI，在此之间摇晃吸入装置。

5. 药物吸入量：储雾罐 pMDI 启动和吸入之间的延迟可能会减少可用的药物数量。应在患者准备好且储雾罐在患者口中时启动。若使用面罩，则必须紧紧贴合在患者的口鼻周围，避免药物损失，并确保患者通过储雾罐呼吸时阀门正在移动。

6. 储雾罐清洁：塑料储雾罐可能会积聚静电荷，从而吸附药物颗粒减少肺部给药。清洗储雾罐（无须冲洗）并使其风干，可以减少静电荷，但随着时间的推移，它可能会重新积聚。由防静电材料或金属制成的储雾罐则受此影响较小。若患者或医务人员携带新的塑料储雾罐紧急使用，则应定期使用洗涤剂（例如每月一次）清洗，以减少静电荷。

7. 雾化器使用：雾化器是在儿童中唯一可行的替代给药系统，用于少数无法有效使用储雾罐的患者。如果使用雾化器给予 ICS，则应使用吸嘴，避免药物触及眼睛，并遵循感染控制流程。5 岁及以下儿童吸入装置的选择，详见表 1-4-1。

表 1-4-1　5 岁及以下儿童吸入装置的选择

年龄	首选装置	替代装置
0～3 岁	加压定量吸入装置加戴面罩的专用储雾罐	戴面罩的雾化器
4～5 岁	加压定量吸入装置加带吸嘴的专用储雾罐	加压定量吸入装置加带吸嘴的专用储雾罐带吸嘴或面罩的雾化器

8. 药物不良反应的观察和监测：

（1）全身性：频繁使用口服糖皮质激素、高剂量和（或）强效 ICS 可能导致全身性药物不良反应。口服糖皮质激素在重度哮喘急性发作期间可以挽救生命，但短期不良反应包括睡眠失调、食欲增加、反流、情绪变化。即使 4～5 个疗程的口服糖皮质激素也与糖尿病、白内障、心力衰竭、骨质疏松症等数种疾病的剂量依赖性风险显著增加相关；

（2）局部：中等至高剂量或强效 ICS 的使用，如果吸入技术不正确，可能会导致药物局部不良反应。在使用雾化器或戴面罩的储雾罐时，应保护皮肤或眼睛，并注意口腔卫生。通过优化吸入治疗，包括关注吸入技术和依从性，可以减少对口服糖皮质激素的需求。

（三）整体健康促进

1. 环境护理：定期清洁房间，注意通风与杀菌，避免患者接触花粉等过敏原，预防感染。

2. 咳嗽护理：嘱患者发作期间多卧床，减少氧耗与能耗。指导患者进行深呼吸训练，咳嗽时协助叩背，促进排痰。

3. 情绪护理：积极与患者交流，鼓励其积极分享及表达心理状态等，疏导负面情绪。

4. 饮食护理：饮食尽可能清淡，禁止食用辛辣刺激、高盐、生冷食物，更不可吸烟喝酒。指导患者多补充牛奶、鸡蛋或肉汤等营养、易消化食物，禁食辛辣刺激食物，同时少食多餐，每天饮水 1.0～1.5L，避免黏稠性痰液形成。

5. 运动护理：避免接触变应原，指导患者进行合适的体育运动，制定合适的运动处方，宣教运动后哮喘发作的判别及处理措施。

（四）健康教育与自我管理

1. 哮喘常识教育：提供哮喘及其影响因素的基本解释，包括缓解药物与控制药物的差别、潜在的药物不良反应、预防症状及急性发作、哮喘加重的识别和应对措施、医疗服务的寻求时机和方式、并发症的治疗等。

2. 哮喘行动计划：提供一份书面的哮喘行动计划，以帮助患者识别和应对哮喘的恶化情况；使患者了解如何识别和应对哮喘恶化的信号，并由医护人员定期评估；为不同文化背景的患者制订、定制和评估哮喘自我管理计划，以满足他们的特定需求。

3. 自我管理培训：培训患者在医务人员指导下进行自我管理，包括自我监测症状或峰值流量。

4. 哮喘自我管理相关的健康教育（哮喘疾病知识、哮喘的预防和治疗、吸入装置的使用指导和培训、用药和随诊的依从性教育等）。

5. 健康宣教：通过口述、视频等多种形式向患者讲解哮喘的发作诱因，强调良好生活习惯及药物治疗的重要性，提高患者对疾病认知与配合度，帮助患者识别过敏因素，以及了解哮喘发作的警告。医生帮助患者制订有效可行的长期控制计划。说明自我监控的意义及坚持长期规范治疗的重要性；教会患者自我监测病情，做好哮喘日记。讲解如何有效避免冷风或动物皮毛等诱发因素、遇到哮喘急性发作时需要采取的急救措施、长期雾化吸入激素对患儿生长发育的危害等，使患儿家属认识到规范使用激素药物并无明显不良后果，从行为上影响患儿提高治疗依从性，以增强哮喘控制效果。

（五）并发症预防与健康监测

1. 哮喘发作或急性发作的定义：指患者喘息、气促、胸闷、咳嗽等症状在短时间内出现或迅速加重，肺功能恶化，需要给予额外的缓解药物进行治疗的情况。

2. 哮喘急性发作先兆的识别和处理。

3. 哮喘急性发作的初始家庭管理：初始管理包括制订行动计划，使患者及其家庭成员能够识别哮喘恶化并开始治疗，识别何时病情严重、何时需要紧急住院治疗，并提供随访建议。行动计划应包括有关药物和剂量的具体信息，以及何时、如何获得医疗救治。

4. 建议立即就医的情况：（1）急性呼吸窘迫；（2）吸入支气管舒张剂不能迅速缓解症状；（3）SABA给药后的缓解期逐渐缩短；（4）1岁以下儿童需要在数小时内重复吸入SABA；（5）存在重度急性发作特征的儿童，尽管反复使用吸入SABA，但仍不能在1~2小时内缓解，必须转到医院进行观察和进一步治疗；（6）其他指征包括呼吸骤停或即将骤停；（7）在家庭或诊所缺乏监护，48小时内再次出现重度急性发作征象（尤其是已给予OCS治疗）；（8）对于有重度危及生命的急性发作史的儿童，以及2岁以下的儿童，应尽早就医，避免增加脱水和呼吸疲劳的风险。

5. 小于5岁的哮喘儿童立即转入医院的情况：（1）初始或后续评估时儿童无法说话或饮水；（2）发绀；（3）呼吸频率>40次/分；（4）呼吸室内空气时血氧饱和度<92%；（5）初始支气管舒张剂治疗无应答；（6）对在1~2小时内给予的吸入性沙丁胺醇（重复3次）无应答；（7）虽然给予3次吸入SABA，但持续存在呼吸短促。

6. 无法就医期间的处理：继续给予吸入SABA、吸氧（如有）以维持

94%～98% 的血氧饱和度，并给予全身糖皮质激素。

六、结局评价

（一）症状指标

喘息、气促、咳嗽、胸闷、哮鸣音的变化。

（二）辅助检查

实验室结果、肺功能检查（包括肺通气功能检测、支气管激发试验、支气管舒张试验、一氧化氮呼气测定（FeNO、呼气峰值流速 PEF 及其变异率测定）、影像学检查（包括胸部 X 线、CT 检查）结果的变化。

（三）生活质量

1. 哮喘 ACT 评分即哮喘控制测试（asthma control test）评分，是一种以简单问答形式评估哮喘控制水平的问卷，适合哮喘控制不佳的患者使用，推荐每 4 周做一次。得分 25 分：表示哮喘控制良好，在过去 4 周内哮喘已得到完全控制，没有哮喘症状，生活也不受哮喘所限制。得分 20～24 分：表示基本控制，在过去 4 周内哮喘得到良好控制，但还未完全控制。得分低于 20 分：表示哮喘未得到控制，在过去 4 周内哮喘可能没有得到控制。

2. 哮喘控制问卷（ACQ）由加拿大 Juniper 开发，建议用于 5 岁以上患者，ACQ 主要关注哮喘患者的各种症状，例如喘息、咳嗽、呼吸困难、胸闷等。通过对这些症状的量化评估来判断哮喘控制的程度。不仅仅局限于单一症状的考量，还综合了症状发作的频率、对日常生活（如工作、学习、睡眠等）的影响等多方面因素，从而全面地评估哮喘控制状况。

3. 哮喘生活质量问卷（asthma quality of life questionnaire, AQLQ）：这是由 Juniper 等人开发的一种专门针对哮喘患者设计的量表，它能够评估哮喘对患者生活质量的影响，包括症状、活动限制、情感影响和环境刺激四个方面。

4. St.George 呼吸问卷（St. George's Respiratory Questionnaire, SGRQ）：这

是一个通用的呼吸系统疾病生活质量量表，也可以用于评估哮喘患者的生活质量。它包括症状、活动限制和影响三个部分。

5. 世界卫生组织生存质量测量表（WHO quality of life-bref, WHO QOL-BREF）：这是一个全球通用的生活质量评估工具，可以用来评估哮喘患者的整体生活质量。

6. 哮喘日记及书面哮喘行动计划。

七、思考题

陈某，男，45岁。反复发作性喘息、气急、胸闷和咳嗽，尤其在夜间和清晨症状加重。现病史：5年前在接触过敏原（如花粉、尘螨）、气候变化或剧烈运动后出现呼吸急促、呼吸困难，伴有哮鸣音，严重时甚至无法平卧。曾多次前往医院急诊治疗，使用支气管舒张剂后症状可暂时缓解。既往史：过敏性鼻炎病史10余年，对花粉和尘螨过敏。家族史：其母亲有哮喘病史。体格检查：在症状发作时，检查发现陈先生呼吸急促，端坐呼吸，双肺可闻及广泛的哮鸣音。心率加快，血压正常。肺功能检查：显示第一秒用力呼气容积（FEV_1）降低，FEV_1/用力肺活量（FVC）比值减少。支气管激发试验：阳性。过敏原检测：对花粉和尘螨呈强阳性反应。

请问：

（1）患者的诊断是什么？

（2）需要采取哪些护理措施？

参考文献

[1] HUANG K, YANG T, XU J, et al. Prevalence, risk factors and management of asthma in china: a national cross-sectional study[J]. Lancet, 2019, 394（10196）: 407-418.

[2] 林冬梅，王芳，汤丹卉 . PDCA 护理模式对支气管哮喘患者气道功能、依从性及生活质量的影响 [J]. 中国医药导报，2023，20（11）：171-174.

[3] 陈小丹，李惠，邹立华，等 . 临床护理路径在支气管哮喘患者急性发作中的应用 [J]. 蚌埠医学院学报，2014，（6）：833-835.

[4] 李晶，刘毅，王立军 . 支气管哮喘护理中临床护理路径的应用价值探析 [J]. 生命科学仪器，2023，21（z1）：198.

[5] 商玲 . 综合行为干预对学龄期支气管哮喘患儿自我护理行为及睡眠质量的影响 [J]. 世界睡眠医学杂志，2023，10（1）：95-98.

[6] 中华医学会呼吸病学分会 . 轻度支气管哮喘诊断与治疗中国专家共识 [J]. 中华结核和呼吸杂志，2023，46（09）：880-896.

[7] 中华医学会，中华医学会临床药学分会，中华医学会杂志社，等 . 支气管哮喘基层合理用药指南 [J]. 中华全科医科杂志，2020，19（07）：572-581.

第五节　荨麻疹/血管性水肿护理

一、疾病概述

荨麻疹（Urticaria）是由于皮肤、黏膜小血管扩张及渗透性增加引起的一种局限性水肿反应。临床表现为大小不等的风团伴瘙痒，约20%的患者伴有血管性水肿。慢性荨麻疹是指风团每天发作或间歇发作，且持续时间连续6周以上。荨麻疹的三个典型特征包括：（1）瘙痒或灼热感；（2）粉红或苍白、皮肤色的浅表真皮肿胀，其周围有红晕，风团大小、形态不一；（3）单个皮损通常在24小时内快速出现和消退。

血管性水肿（Angioedema）又称巨大荨麻疹或血管神经性水肿，是一种发生在皮肤或黏膜深层的局限性暂时性水肿，深达皮下组织。可以单发也可以与荨麻疹伴发。血管性水肿的三个特征包括：（1）发生在真皮深层和皮下组织或黏膜下组织；（2）受累部位颜色正常或淡红色，自觉疼痛而非瘙痒；（3）通常持续2～3天，或有更久者，消退后不留痕迹。

（一）流行病学

荨麻疹和血管性水肿非常常见，15%～25%的人一生中至少发作过一次荨麻疹，10%～20%的人患过血管性水肿。在我国荨麻疹的患病率约为0.75%，女性患病率高于男性。

（二）病因

荨麻疹的病因或诱因较为复杂，依据来源不同通常分为外源性和内源性。外源性因素包括物理因素（如摩擦、压力、温度、日晒等）、食物（如鱼虾和禽蛋等动物蛋白类、蔬果类及酒、饮料等）及食品添加剂、吸入物（如植物花粉、尘螨、动物皮毛等）、药物（免疫介导的如青霉素、磺胺类、血清制剂、各种疫苗等，非免疫介导的如吗啡、可待因、阿司匹林等）、植入物（如人工关节、吻合器、心脏瓣膜、骨科用钢板或钢钉及节育器等）；内源性因素包括慢性隐匿性感染（由细菌、真菌、病毒、寄生虫等感染）导致的自身炎症反应、劳累或精神紧张、自身免疫反应等。与急性荨麻疹相比，慢性荨麻疹的病因或诱因通常更难以明确。血管性水肿的病因与荨麻疹相类似，最常见的病因包括药物、食物、吸入物、感染等。

（三）临床表现

本病为常见病，任何年龄均可发病，急性荨麻疹多见于青年，而慢性荨麻疹则以中年女性多见。特征性临床表现是突然出现的风团和（或）血管性水肿。风团为大小不等的局限性水肿性圆顶隆起，皮疹周边多伴有反应性红斑，常有瘙痒，偶伴烧灼感。皮疹是一过性的，通常在1～24小时恢复正常外观。病情严重的急性荨麻疹还可伴有发热、恶心、呕吐、腹痛、腹泻、胸闷及喉梗阻等全身症状。除风团外，约20%的荨麻疹患者伴发血管性水肿，表现为突然发生的、位于真皮深层或黏膜下组织的水肿，多见于皮肤较为松弛的部位，如眼睑、口唇、外阴及肢端等部位，自觉疼痛而非瘙痒，常有刺麻、烧灼或胀痛感，消退较风团慢，可持续72小时或更久。血管性水肿累及喉头者，可有呼吸困难、声音嘶哑、窒息，甚至死亡。血管性水肿的存在往往预示荨麻疹病情较重、病程较长，临床上应同时关注是否存在血管性水肿。

根据病因及病程不同，荨麻疹可分为自发性荨麻疹和诱导性荨麻疹。前者可根据病程分为急性自发性荨麻疹（病程≤6周）和慢性自发性荨麻疹（病程＞6周）；后者可根据发病是否与物理因素有关，分为物理性和非物理性荨麻疹（详见表1-5-1）。同一患者可共同存在两种或两种以上类型的荨麻疹，如慢性自发性荨麻疹合并人工荨麻疹。

表 1-5-1　诱导性荨麻疹的分类及临床特点

	类型	临床特点
物理性	人工荨麻疹（皮肤划痕症）	机械性剪切力作用于皮肤，1～5 分钟后沿划痕出现条索状风团，半小时内可自行消退
	冷接触性荨麻疹	皮肤接触冷的物体、液体、空气等刺激后，在接触部位形成红斑、风团、血管性水肿
	热接触性荨麻疹	皮肤暴露于 43℃以上温水而诱发局部荨麻疹
	延迟压力性荨麻疹	皮肤持续垂直受压 30 分钟至 24 小时后，局部形成弥漫性深在性水肿，边界不清，可持续数天
	日光性荨麻疹	暴露于日光或人工光源数分钟后，暴露部位出现红斑、风团
	振动性血管性水肿	皮肤被振动刺激后数分钟出现局部红斑和水肿
非物理性	胆碱能性荨麻疹	皮肤受风热刺激如运动、摄入辛辣食物或情绪激动时发生直径 2～3 毫米的风团，周边有红晕
	水源性荨麻疹	接触水后诱发风团
	接触性荨麻疹	皮肤接触一定物质后诱发瘙痒、红斑或风团

血管性水肿以获得性血管性水肿为主，表现为突然发生的局限性水肿，多见于组织疏松位，如眼睑、口唇、包皮、手、足、头皮、耳郭等，口腔黏膜、舌、喉部也可能发生。水肿区域皮肤张紧发亮，呈凹陷性，边界不清，颜色可能为淡红色、皮肤色或苍白色。水肿通常在 2～3 天消退，消退后不留痕迹。患者可自觉轻微瘙痒或无瘙痒感，但可能有麻木、疼痛感、灼烧感或不适感。如果累及喉头黏膜出现水肿，可能出现胸闷、咽喉部不适、声音嘶哑、呼吸困难，甚至窒息死亡；若累及消化道黏膜，可能导致腹痛、腹泻、恶心和呕吐等症状。

二、护理评估

（一）疾病与病症

1.症状：荨麻疹类型、皮疹、风团发病时间，发作频率与持续时间，可能的诱发因素及缓解因素。

2.体征：皮疹、风团的形状、大小、数目、分布，是否伴随血管性水肿，消退后是否有色素沉着，是否伴随痒、痛、呼吸困难等主观症状。

3.是否为过敏体质、已知的过敏原及触发因素、过敏性疾病家族史。

（二）健康状况

1.神志与生命体征、基本信息（年龄、性别、文化程度、职业、性格特点等）。

2.生活与工作环境（通风、对流、温湿度等）、生活习惯、饮食习惯、嗜好（抽烟、喝酒、饮咖啡）等。

3.社会心理（疾病认知、护理需求、情绪反应、应对策略及社会支持等）。

（三）生理功能

瘙痒搔抓对睡眠质量的影响。

（四）自理能力

生活自理能力、自我管理能力（症状监测、药物使用和依从性）筛查与评估。

（五）风险并发症

急性荨麻疹偶可并发过敏性休克。血管性水肿累及喉头，引起喉头水肿会有呼吸困难、声音嘶哑、窒息，甚至死亡多年反复发作的慢性荨麻疹有可能并发焦虑症和抑郁症。

三、诊断依据

大多数指南均认同荨麻疹的诊断应基于详细的采集病史和体格检查，而非过多的化验检查。荨麻疹通常可根据典型的风团、快速发生和消退、消退后不留痕迹、伴瘙痒和（或）血管性水肿的症状进行诊断，但需注意和其他表现为风团的疾病相鉴别。

（一）症状

瘙痒、疼痛、恶心、呕吐、腹痛、胸闷等其他主观症状。

（二）体征

风团或水肿的形状、大小、分布、发作频率和持续时间，消退后是否有色素沉着。

（三）实验室和其他检查

荨麻疹在缺乏临床依据或可疑病因情况下，通常不推荐做过多的检查。一般情况下，急性患者可通过血常规检查初步了解发病是否与感染相关。诱导性荨麻疹可根据诱因不同，进行皮肤划痕试验、光敏试验、冷热临界阈值等检测，以评估病情严重程度。若诱因明确，可能无须开展其他实验室检查。慢性自发性荨麻疹病因复杂，如病情严重、病程较长或对常规剂量的抗组胺药治疗反应差时，可考虑进一步检查。建议患者记录食物日记以寻找相关发病因素。血管性水肿根据临床表现，结合诱发因素及遗传病史等，诊断通常不难。

1. 变态反应方面：变应原检测（斑贴试验、皮肤点刺试验）、自体血清皮肤试验、光敏试验等。

2. 血清学检测：血清 IgE、D- 二聚体、维生素 D 等。

3. 感染方面：血常规、C 反应蛋白、红细胞沉降率（血沉）、降钙素原、粪虫卵、幽门螺杆菌检查等。

4. 自身免疫方面：抗核抗体、类风湿因子、补体、抗甲状腺过氧化物酶 IgG 抗体、抗甲状腺球蛋白 IgG 抗体、自体血清皮肤试验等。

5. 皮肤病理检查：必要时进行检查。

（四）其他

必要时可行皮肤组织病理检查。

四、护理措施

（一）症状控制

1. 去除病因，有效控制风团和瘙痒发作，消除皮损和伴发症状，提高患者生活质量。

2. 对于急性荨麻疹伴休克或严重荨麻疹伴喉头血管性水肿患者，可参考严重过敏反应，根据症状使用糖皮质激素或肾上腺素等进行救治；必要时请相关专科医生会诊处理。

（二）用药管理

1. 急性荨麻疹治疗用药首选第二代非镇静抗组胺药，必要时加量或联合用药。

2. 慢性荨麻疹疗程至少 3～6 个月，或更长时间。治疗期间以有效控制风团和瘙痒发作为标准，以可稳定控制症状（7 天荨麻疹活动性评分 / UAS7 ＜7 或荨麻疹控制评分 / UCT ≥12）的最小剂量维持治疗 1～2 周后逐渐减少剂量或延长用药间期，直至停药。

3. 需要告知患者或家属遵医嘱规律用药，不宜自行调整药物剂量和种类。第二代抗组胺药包括西替利嗪、左西替利嗪、氯雷他定、地氯雷他定、非索非那定、阿伐斯汀、依巴斯汀、依美斯汀、依匹斯汀、咪唑斯汀、苯磺贝他斯汀、比拉斯汀、奥洛他定、卢帕他定等，需足量、足疗程规律用药，而非按需用药。注意观察药物疗效和不良反应，加强抗组胺药物不良反应宣教，告知患者服药后不宜进行驾车、高空作业等危险操作。

4. 在第二代抗组胺药效果不佳时，可考虑皮质类固醇治疗；在以上治疗均不佳时，推荐使用抗 IgE 治疗（如奥马珠单抗），酌情使用免疫抑制剂（如环孢素 A）、雷公藤制剂等治疗。

（三）整体健康促进

避免接触致敏物和诱发因素，有助于病情自然消退。通过详细询问病史加以去除是最重要的方法。慢性诱导性荨麻疹各类型诱因规避措施详细见表1-5-2。

表 1-5-2　慢性诱导性荨麻疹类型及诱因规避措施

临床类型	诱因规避措施
人工性荨麻疹	避免用力摩擦、抓挠、烫洗或者擦洗皮肤
冷接触性荨麻疹	日常注意做好保暖措施，生活中注意避免接触冷水、冰块及低温的护肤产品等，注意避免直接进食温度过低的食物、饮料、水果等，避免水上和冰上运动，避免从事一些低温暴露的职业比如冷库工作、潜水员、登山或者极地探险等
热接触性荨麻疹	避免高于诱发阈值温度的热水浴，远离热源（如散热器、明火、电热毯、烤箱蒸汽、加热炉、吹风机等），避免接触热的物品（如热水壶、盛有热饮食的杯盘碗等）
延迟压力性荨麻疹	告知采取措施减低受压区域压力方法，如：扩大重物袋的手柄；穿腰部有弹性的宽松衣服，穿柔软、有弹性、宽松的鞋子（如运动鞋）
日光性荨麻疹	根据光激发试验，准确识别诱发波长的范围，日常生活中尽量避免诱导风团的光波段，日间外出严格防晒，指导患者选择适当防晒霜
振动性荨麻疹	避免产生振动的操作（如骑自行车、操作打孔机或草坪修剪机等）
胆碱能性荨麻疹	避免剧烈运动、水温过高的热水澡、过于辛辣热烫的饮食、情绪过于紧张激动等
水源性荨麻疹	接触水之前使用防水的护手霜，打伞和穿雨衣避免雨水的接触暴露
接触性荨麻疹	可使用手套等防护装备，对于天然乳胶过敏的患者可使用丁腈或聚氯乙烯手套代替乳胶手套；对于职业性接触性荨麻疹患者应为其提供个人防护用品，并鼓励使用润肤霜等修护皮肤屏障；避免接触可能存在交叉过敏的物质，如乙醇过敏的患者应注意避免含苯甲醇等易与乙醇存在交叉过敏的物质接触

1. 急性自发性荨麻疹常见病因：包括某些药物、食物和感染因素。荨麻疹的发病与饮食有一定的关系，某些食物可能是诱因，如鱼、虾等海鲜，以及含有人工色素、防腐剂、酵母菌等人工添加剂的罐头、腌制食品、饮料等，都可能诱发荨麻疹。此外，过于酸辣等有刺激性的食物可能降低胃肠道的消化功能，使食物残渣在肠道内滞留的时间过长，产生蛋白胨和多肽，增加人体过敏的概率。建议患者记录生活日记，查找可能致敏原并加以避免。

2. 慢性荨麻疹患者的注意事项：包括保持卫生，避免不良刺激。有荨麻疹病史的人应注意保持室内外的清洁卫生，家中少养猫、犬等宠物，避免吸入花粉、粉尘等。生活规律以适应外界环境变化。饮酒、受热、情绪激动、用力等都可能加重皮肤血管扩张，激发或加重荨麻疹。橡皮手套、染发剂、加香料的肥皂和洗涤剂、化纤和羊毛服装等，对于过敏体质的人或荨麻疹患者可能成为不良刺激，应避免。患寒冷性荨麻疹的人应避免去海水浴场，不洗冷水浴，冬季注意保暖。

3. 既往接触刺激性较强的物质导致发病的患者，如消毒液及相应的肥皂等，应提醒患者注意避免接触。对于存在抓挠现象的患者，讲解抓挠对病情的危害及抓挠后感染可能造成的后果，控制抓挠行为，转移注意力。合理指导患者正确穿衣，避免异物对皮肤的刺激。

4. 做好患者的皮肤护理：帮助患者涂药、调整环境的温度，穿着舒适的棉质衣服。

5. 提供心理支持与情绪管理，患者因全身皮肤经常出现风团、水肿、瘙痒明显或剧烈，可能导致情绪紧张、焦虑、烦躁不安，脾气暴躁，需要多包容和接纳患者，提供心理支持。情绪和精神压力可能会加重慢性荨麻疹的症状，应指导患者保持心情愉悦，减少焦虑和紧张情绪，有助于减少复发和缓解症状。

（四）健康教育与自我管理

对荨麻疹患者及其家属进行教育，提高对疾病的认识及治疗依从性，避免精神紧张及焦虑，有利于荨麻疹的控制和预防。

1. 疾病相关知识宣教：应告知患者尤其是慢性荨麻疹患者，本病大多病因不明，病情容易反复发作，部分患者病程迁延，但除极少数并发呼吸道或其他系统症状之外，绝大多数呈良性经过。

2. 避免致病和诱发因素：应建议患者主动寻找并避免可能的病因或诱发因素，如怀疑与食物相关的荨麻疹患者，可鼓励患者记食物日记，寻找可能的食物性诱发或加重因素并加以避免，但不必盲目忌口；临床怀疑与感染或炎症相关且其他治疗抵抗或无效的荨麻疹患者，可酌情考虑抗感染或控制炎症治疗；诱导性荨麻疹患者应避免相应刺激或诱发因素。

3. 对瘙痒明显的患者，向其讲解抓挠对其病情的危害及抓挠后瘙痒加重的后果，指导其正确的穿衣方法，避免异物对其皮肤的刺激，采用注意力转移的方式，来控制抓挠的次数，也可通过增加自己的兴趣爱好来转移其注意力。

4. 该病具有一定自限性，治疗目的是控制症状，提高生活质量。适当体育锻炼，增强体质。关注诱发因素，尽量远离可能的诱发及加重因素。建议患者记生活日记，从饮食、环境接触等多方面观察与荨麻疹和血管性水肿可能的关联，提倡主动随访。

五、结局评价

（一）症状指标

荨麻疹预后良好，大部分患者皮疹消退后不留痕迹，绝大多数患者可以彻底治愈。

（二）生活质量

1. 使用 7 日荨麻疹活动度评分（urticaria activity score 7，UAS7）或血管

性水肿活动度评分（angioedema activity score, AAS）评估并监测慢性自发性荨麻疹患者的疾病活动度。1 周连续最高评分合计为 42 分，若周评分<7 分，提示荨麻疹活动度低；若周评分>28 分，则提示荨麻疹活动度高，病情严重。

2. 使用慢性荨麻疹患者生活质量评估问卷（chronic urticaria quality of life questionnaire, CU-Q2oL）或血管性水肿患者生活质量评估问卷（angioedema quality of life questionnaire, AE-QoL）评估并监测慢性自发性荨麻疹患者的疾病影响程度。

3. 使用荨麻疹控制程度测试（urticaria control test, UCT）或血管性水肿控制程度测试（angioedema control test, AECT）评估并监测慢性自发性荨麻疹及慢性诱导性荨麻疹患者的病情控制情况。

六、思考题

王某，女性，45 岁，全身反复发作性风团，伴瘙痒 5 天。现病史：5 天前患者无明显诱因出现全身红斑、风团，剧烈瘙痒，此起彼伏，皮疹可自行消退。伴有胸闷、心悸、呼吸困难等全身症状。儿童时期曾有荨麻疹病史。家族中无类似患者。体格检查：血压 81/52mmHg，心率 105 次 / 分，全身散在分布大小不一的红斑及形状不规则的淡红色风团。

请问：

（1）患者的诊断是什么？

（2）需要采取哪些护理措施？

参考文献

[1] 中华医学会皮肤性病学分会免疫学组 . 中国荨麻疹诊疗指南（2014 版）[J]. 中华皮肤科杂志，2014，47（7）：514-516.

[2] 中华医学会皮肤性病学分会荨麻疹研究中心 . 中国荨麻疹诊疗指南

（2018 版）[J]. 中华皮肤科杂志，2019，52（1）：1-5.

[3] 中华医学会皮肤性病学分会荨麻疹研究中心 . 中国荨麻疹诊疗指南（2022 版）[J]. 中华皮肤科杂志，2022，55（12）：1041-1049.

[4] 刘光辉 . 临床变态反应学 [M]. 北京：人民卫生出版社，2014：115-120.

[5] 赵作涛，郝飞 . 中国荨麻疹诊疗指南（2014 版）解读 [J]. 中华皮肤科杂志，2016，49（06）：388-390.

[6] 中华医学会皮肤性病学分会免疫学组 . 中国慢性诱导性荨麻疹诊治专家共识（2023）[J]. 中华皮肤科杂志，2023，56（06）：479-488.

[7] ZUBERBIER T, ABDUL LATIFF A H, ABUZAKOUK M, et al. The international EAACI/GA²LEN/EuroGuiDerm/APAAACI guideline for the definition, classification, diagnosis, and management of urticaria[J]. Allergy, 2022, 77（3）：734-766.

第六节　特应性皮炎护理

一、疾病概述

特应性皮炎（atopic dermatitis, AD）是一种与遗传过敏体质有关的慢性、复发性、炎症性皮肤病。常伴有个人或家属特应性病史，如过敏性鼻炎、哮喘等。其特征是皮疹多形性并伴有渗出倾向，明显瘙痒。瘙痒是 AD 患者最主要的症状，由瘙痒引起的剧烈搔抓导致皮肤屏障进一步破坏，产生各种皮损，加重瘙痒，形成瘙痒—搔抓循环。瘙痒也是影响患者生活、工作和学习最重要的因素，尤其是影响儿童的睡眠质量。

（一）流行病学

特应性皮炎好发于婴幼儿和青少年，城市高于农村，冬季多于夏季。全球范围内特应性皮炎患病率差异较大，发达国家儿童 AD 患病率达 10%～20%，我国 AD 患病率呈增长趋势。2002 年 10 个城市学龄前儿童（1～7 岁）的患病率为 2.78%，2012 年上海地区 3～6 岁儿童患病率达 8.3%。2014 年 12 个城市 1～7 岁儿童 AD 患病率达到 12.94%，1～12 月婴儿 AD 患病率达 30.48%。我国研究数据显示，AD 患者中有 16.7% 同时患有哮喘，33.7% 的 AD 患者同时患有过敏性鼻结膜炎。

（二）病因

AD 的发病与遗传、环境和免疫因素密切相关。父母亲等家族成员有特应性疾病史是本病的最强风险因素，遗传因素主要影响皮肤屏障功能与免疫平衡。患者往往有多种免疫学异常，其中 Th2 的活化为重要特征，还可有皮肤屏障功能减弱或破坏如表皮中丝聚蛋白（filaggrin）减少或缺失等。环境因素最常见的内源性因素包括出汗、皮肤干燥、皮肤微血管变化、精神因素、压力导致的情绪变化等;外源性因素如极端的炎热/寒冷、空气污染、过敏原(如尘螨、动物皮毛、花粉等)、毛料制品、微生物、食物(如热饮、辛辣食物、酒等)、阳光、过度洗浴等。心理因素如精神紧张、焦虑、抑郁等也在 AD 的发病中发挥一定作用。精神因素、出汗、金黄色葡萄球菌定植和接触尘螨等是重要的诱发因素。

(三)临床表现

本病通常初发于婴儿期,1 岁前发病者约占全部患者的 50%,但晚发病患者并不少见。该病呈慢性过程,临床表现多种多样,最基本的特征是皮肤干燥、慢性湿疹样皮损和明显瘙痒。我国儿童 AD 患者病情严重程度大多为轻度(74.6%),中度(23.96%)、重度较少(1.44%),根据在不同年龄阶段的表现,分为婴儿期(出生至 2 岁)、儿童期(>2~12 岁)、青少年与成人期(>12~60 岁)和老年期(>60 岁)四个阶段。

1. 婴儿期:皮损多分布于两颊、额部和头皮,皮疹以急性湿疹表现为主,后逐渐蔓延至四肢伸侧。

2. 儿童期:多由婴儿期演变而来,也可不经过婴儿期而独立发生,多发生于面颈、肘窝、腘窝和小腿伸侧,以亚急性和慢性皮损为主要表现,特征为灰白色鳞屑、浸润性斑块或苔藓样变,急性发作时可出现丘疹、丘疱疹和小水疱。

3. 青少年与成人期:皮损与儿童期类似,也以亚急性和慢性皮炎为主,主要发生在肘窝、腘窝、颈前等部位,也可发生于躯干、四肢、面部、手部,大部分表现为干燥、肥厚性皮炎损害,部分患者也可呈现痒疹样。

4. 老年期:是近几年来逐渐被重视的一个特殊类型,男性多于女性,特征为明显的皮肤干燥,瘙痒是最主要的临床症状。与其他年龄段 AD 相比,老年期 AD 的皮疹和瘙痒有更严重的趋势,更容易发展为红皮病。

5. 根据实验室检查特征和皮肤炎症模式，AD 可分为以下若干类型：

（1）根据总 IgE 水平和是否有特异性 IgE，分为内源型和外源型。内源型指血清总 IgE 水平正常（＜200KU/L），无特应性疾病史，缺乏过敏原特异性 IgE。外源型则以高水平 IgE 为特征，患者有个人或家族性的特应性疾病史，以及食物和（或）吸入性过敏原特异性 IgE 水平增高；

（2）根据皮肤炎症模式，分为以 Th2、Th22、Th17 和 Th1 为主，或者几种混合的炎症模式。例如，儿童期 AD 以 Th2 型炎症为主，成人期 AD 则以 Th2/Th22 型混合炎症为主，亚裔患者以 Th2/Th17 混合炎症为主。

二、护理评估

（一）疾病与病症

1. 症状。有无瘙痒，瘙痒程度、瘙痒发作的时间及次数；有无全身症状；有无物理性或运动诱发。

2. 体征。有无皮损，皮损性质、形态、面积、分布。发病频率与持续时间。

3. 健康史。评估既往感染、内科或其他相关疾病史，既往诊断、治疗及治疗反应。现在或既往对药物、食物、体内植入物的过敏史。个人或家族成员过敏性疾病史，如患者、父母或同胞兄弟姐妹是否有过敏性鼻炎、哮喘、过敏性结膜炎或食物过敏的病史。

4. 辅助检查结果。（1）血清总 IgE 水平升高：约 80% 的 AD 患者（尤其是中重度或合并其他过敏性疾病者）血清总 IgE 显著升高。但注意 IgE 升高并非 AD 特异性，也可见于哮喘、过敏性鼻炎等其他过敏性疾病。（2）外周血嗜酸性粒细胞增多：AD 患者常伴嗜酸性粒细胞计数升高（＞500/μL），反映 Th2 型免疫反应活跃。（3）过敏原特异性 IgE 阳性：注意阳性结果需要结合临床（如接触过敏原后症状是否加重），食物过敏原检测假阳性率高，须谨慎解读（避免不必要的饮食限制）。（4）皮肤微生物学检查异常：AD 患者皮肤常继发金黄色葡萄球菌定植或感染（细菌培养阳性），严重病例可能合并疱疹性湿疹（HSV-PCR 阳性）。

（二）健康状况

1. 神志与生命体征、基本信息（年龄、性别、文化程度、职业、性格特点等）。

2. 对睡眠、日常生活和情绪的影响等。

3. 评估生活环境（通风、对流、温湿度）、职业（工作类型）、饮食习惯、嗜好（抽烟、喝酒、饮咖啡等）、运动、社会状况。

4. 精神紧张、劳累、心理或精神疾病史。

（三）生理功能

1. 呼吸功能：如合并上呼吸道感染、哮喘等。

2. 胃肠道功能：存在由肠道菌群失调引发的消化功能紊乱，儿童患者常表现为轻微胃肠道症状，如呕吐、腹泻等；而成人患者则可能演变成严重的肠易激综合征、胃炎及炎症性肠病（IBD）等消化系统疾病。

3. 心理健康：伴有心理共病，如焦虑、抑郁及睡眠障碍。

（四）自理能力

生活自理能力、自我管理能力（症状监测、药物使用和依从性）筛查与评估。

（五）风险与并发症

皮肤感染、睡眠障碍、哮喘和过敏、结膜炎等眼部疾病、焦虑、抑郁、注意力缺陷多动障碍、自我伤害行为甚至自杀行为等精神心理疾病。

三、诊断依据

如果患者表现为湿疹样皮损，明显瘙痒，应怀疑有 AD 的可能，需要详细询问病史、家族史，结合临床表现和全面体检进行诊断。必要时进行外周血嗜酸性粒细胞计数、血清总 IgE、过敏原特异性 IgE、嗜酸性粒细胞阳离子蛋白及斑贴试验等检测。AD 是一种异质性疾病，表现多种多样，诊断需要一定标准。目前国内常用的为张建中等学者提出的中国 AD 诊断标准：（1）病程超过6 个月的对称性湿疹；（2）特应性个人史和（或）家族史（包括湿疹、过敏性鼻炎、哮喘、过敏性结膜炎等）；（3）血清总 IgE 升高和（或）外周血嗜酸性粒细胞升高和（或）过敏原特异性 IgE 阳性（过敏原特异性 IgE 检测 2 级或 2级以上阳性）。符合第（1）条，另外加第（2）条或第（3）条中的任何 1 条即可诊断 AD。

四、护理措施

（一）症状控制

1.改善环境，减少刺激

（1）减少各种机械、化学物质的刺激，如搔抓、摩擦及毛织物、毛料制品、酸碱性物质、防腐剂、漂白剂等，及时清除汗液。

（2）避免饮酒和辛辣食物，保持适宜居住温度 18℃～22℃，避免干燥及长时间处于高温环境。

（3）控制环境中致敏物，如尘螨、动物皮屑、花粉等，衣物以柔软的全棉或丝质材质为主，避免穿着过热、过紧的衣物。

2.恢复和保持皮肤屏障功能

（1）外用保湿润肤剂是 AD 的基础治疗，有助于恢复皮肤屏障功能。保湿剂不仅能阻止水分丢失，还能修复受损的皮肤屏障，减弱外源性不良因素的刺激，从而减少疾病的发作次数和严重度。

（2）建议患者选择适合自己的保湿润肤剂，足量多次使用，沐浴后立即使用，冬季可选用富含脂类的润肤剂。建议儿童每周用量至少 100g，成人每周用量 250g。

（二）健康管理

1. 洗浴：合理的洗浴不仅可以去除皮肤表面污秽痂皮，还可以去除皮肤表面金黄色葡萄球菌定植数量。建议洗浴温度在 32℃～37℃，时间 5～10 分钟，频率以每日或隔日一次，避免用力搓洗。推荐使用低敏无刺激的洁肤用品，其 pH 最好接近正常表皮 pH（约为 6）。如皮损有感染倾向，可在盆浴时加入次氯酸钠（0.005% 漂白粉浴）以抑制细菌活性，有助于病情缓解。

2. 饮食干预：不盲目回避饮食，食物过敏原检测结果一定要结合病史、临床症状、食物规避反应情况，做出合理判断。食物激发试验（OFC）是诊断食物过敏最可靠的方法。建议生活中注意观察食物与皮疹间的因果关系，可采用回避和再暴露方式进一步判断。通过避食 4～6 周，观察皮疹改善情况。若临床症状明显改善，再次暴露该食物变应原，诱发出速发反应症状和（或）SCORAD 评分增加≥10 分即为食物激发试验阳性。

3. 避免接触过敏原：避免接触各种过敏原，吸入性过敏原主要以屋尘螨、粉尘螨、宠物毛屑为主；接触性致敏物常见的有镍、新霉素、香料、甲醛、防腐剂、羊毛脂和橡胶；食物过敏原以牛奶、鸡蛋、小麦、花生和大豆为常见。

4. 情绪管理：避免情绪激动、精神紧张、焦虑负面压力等。适当的运动有利于改善患者心理状态，增强免疫力，运动应循序渐进，运动后及时做好皮肤护理，包括及时清除汗液和润肤等。

5. 减少或避免搔抓：搔抓可导致瘙痒—搔抓恶性循环，建议定期修剪指甲，夜间佩戴棉质手套。

（三）整体健康促进

1. 避免变应原：（1）避免皮肤干燥因素，如干燥气候、热环境、频繁清洗和洗澡；（2）穿宽松的纯棉衣物，浅色内衣，新衣服先洗后穿，以去除甲醛等织物处理剂；（3）多漂洗以去除肥皂、洗衣粉、香料等残留；（4）饮食上多食水果、蔬菜，避免辛辣食物及已知过敏的食物，不要盲目忌口，除非有明确证据表明某些特定食物的摄入会直接导致皮炎症状的加重；（5）调整室内相对湿度至 50%～60%，温度维持在 25℃左右，保持室内卫生，减少尘螨、动物皮毛、真菌等过敏原；（6）在花粉、柳絮和杨絮较多的春夏季出门时，建议戴好口罩、护目镜，避免接触过敏原等；（7）冬季出行建议做好保暖，日常做好防晒，避免阳光直射；（8）有呼吸道症状或面部皮疹明显者，少去过敏原多的场所；（9）合理洗浴，避免碱性肥皂和长时间洗澡，勿剧烈搓擦皮肤。

2. 润肤剂的使用：每天使用润肤剂是 AD 管理的基础，可增加真皮与表皮水分渗透，缓解皮肤干燥和延缓真皮水分流失。无论有无瘙痒或其他临床症状，均应坚持长期使用。标准润肤剂含有不同量的使皮肤润泽的润肤剂，以及防止水分丢失的封闭剂和用来吸水的致湿剂。润肤剂选择应遵循无色、无味、无刺激性、无接触过敏和无侵蚀性，最好含有皮肤中的天然保湿因子等成分，具有良好的吸湿能力。考虑个体的皮肤状态、使用部位、使用者接受度、季节和气候条件选择配方。软膏（如凡士林）含高浓度脂质，具有封闭性，且通常不含防腐剂；但软膏存在油腻感，用于炎症皮肤时会引起较少刺痛，乳膏接受度可能更高；洗剂含高水分，不适合 AD 干燥症状。推荐幼儿每周使用 150～200g，大龄儿童或成人每周使用 250～500g 润肤剂，每日至少使用 2 次，沐浴后 3～5 分钟内及晨起涂抹。

（四）健康教育

1. 首诊教育

（1）有效沟通：患者首次就诊时，需要与患者及其家属进行有效沟通，详细解释病因、发病机制、临床特点、变化规律、严重程度、预后、可能的治疗方法及药物不良反应等，帮助他们避免精神紧张，提高治疗信心。

（2）用药指导：向患者详细介绍局部治疗的使用方法，包括外用药、润肤剂的正确使用，以及可能出现的不良反应和注意事项。

（3）随访计划：与患者讨论随访计划，包括复诊时间、症状观察、变应原规避和治疗效果评估，以确保患者得到及时的跟踪和管理。

2. 随诊教育

（1）疾病特点与管理：告知患者 AD 具有慢性和反复性的特点，需要长期规范化管理。目标是阻止、推迟和减少 AD 发作，维持长期临床缓解状态。医疗单位应考虑设立 AD 专病门诊或慢病管理体系，提供持续服务。鼓励患者参与线上、线下教育项目，了解皮肤护理知识、潜在诱发及加重因素。说明疾病各阶段的治疗目标及规范的治疗方法，介绍新型治疗方式（如生物制剂、JAK1 抑制剂等），并解释各类药物的使用方法、预期疗效及可能的不良反应等。

（2）复诊计划：为监测病情变化和评估治疗效果，提高治疗安全性，建议急性期患者在治疗后 1 周、亚急性期患者在治疗后 1～2 周、慢性期患者在治疗后 2 周复诊 1 次。进入维持期治疗后，可每 1～2 个月复诊 1 次。

3. 患者照护者及家庭其他成员教育

让患者、照护者及家庭成员积极参与疾病管理，实现医患互促、达成长期管理目标。

（1）了解疾病知识：教育他们了解接触性皮炎的病因、症状和治疗方法，以便更好地理解患者的状况。

（2）协助避免过敏原：帮助患者识别可能导致症状加重的过敏原或刺激性物质，并协助他们避免接触这些物质。

（3）协助皮肤护理：指导他们如何协助患者进行皮肤护理和保护，包括保持皮肤清洁、干燥，并使用医生建议的护肤品。

（4）支持治疗计划：鼓励他们支持患者按时用药、定期复诊，并帮助患者建立健康的生活方式。

（5）提供心理支持：理解患者可能因为 AD 而产生的心理压力，并提供必要的支持和鼓励。

（6）环境调整：如果可能的话，协助家庭成员调整家庭或工作环境，减少可能导致患者症状加重的因素。

（五）并发症预防与健康监测

1. 告知患者皮肤护理知识、潜在诱发及加重因素等，向患者说明疾病各阶段的治疗目标及规范的治疗方法，解释各类药物的使用方法、预期疗效及可能出现的不良反应等。

2. 为监测病情变化，评估治疗效果，提高治疗安全性，建议急性期患者在治疗后 1 周、亚急性期患者在治疗后 1～2 周、慢性期患者在治疗后 2 周复诊 1 次。进入维持期治疗后可每 1～2 个月复诊 1 次。

3. 自我管理与评估：强调 AD 的长期管理需要医生指导和患者自我管理相结合，自我评估是自我管理的重要组成部分。指导患者使用特应性皮炎相关的评分量表进行简便且合理的自我评估，如特应性皮炎控制工具（atopic dermatitis control tool, ADCT）、患者自我湿疹评分（patient-oriented eczema measure, POEM 评分）、皮肤病生活质量指数（dermatology life quality index, DLQI）、数值评分表（numerical rating scale, NRS）等。

五、结局评价

（一）症状指标

皮损形态和分布、皮损面积、瘙痒发展时间和次数的变化。

（二）实验室指标

现有的指标中，血清 IgE 水平和外周血嗜酸性粒细胞计数在 AD 临床试验中最为常用。胸腺活化调节趋化因子是现有研究证实的最为可靠的生物标志物，可作为评估 AD 短期严重度的特异性实验室指标。

（三）AD 严重程度评估工具

常用的评估量表分两类，一类是医生对患者进行评估，常用工具有研究者总体评估（IGA）、湿疹面积和严重程度指数（EASI）、AD 积分指数（SCORAD）等；另一类属于患者报告的临床结局，患者自评最常用的工具包括瘙痒程度视觉模拟评分量表（VAS）、峰值瘙痒数字评定量表（PP-NRS）、皮肤病生活质量指数（DLQI）、AD 控制工具（ADCT）、以患者为导向的湿疹测量表（POEM）等。

六、思考题

李某，女性，10 岁，躯干、四肢反复皮疹伴瘙痒 7 年。现病史：7 年前患者无明显诱因逐渐于躯干、四肢出现皮疹，伴剧烈瘙痒，影响睡眠，反复发作至今。既往史：有变应性鼻炎及婴儿湿疹史，否认其他病史及药物过敏史，父亲有过敏性哮喘。体格检查：系统查体未见明显异常。专科查体：在颈侧部、肘窝及腘窝可见片状红斑、明显苔藓化伴脱屑。全身皮肤干燥，眶周皮肤黑晕。辅助检查：外周血嗜酸性粒细胞升高，血清总 IgE 升高，其余无异常。

请问：

（1）患者的诊断是什么？

（2）需要采取哪些护理措施？

参考文献

[1] 中华医学会皮肤性病学分会免疫学组.中国特应性皮炎诊疗指南（2020版）[J].中华皮肤科杂志，2020，53（2）：81-88.

[2] 刘光辉.临床变态反应学 [M].北京：人民卫生出版社，2014：123-126.

[3] 中华医学会皮肤性病学分会免疫学组.特应性皮炎的全程管理共识 [J].中华皮肤科杂志，2023，56（01）：5-15.

[4] 中华医学会皮肤病学分会免疫学组.老年特应性皮炎诊疗专家共识

（2023 版）[J]. 中华皮肤科杂志，2023，56（11）：991-999.

[5] 中国医师协会皮肤科医师分会过敏性疾病专业委员会，中华医学会皮肤性病学分会特应性皮炎研究中心，中国医疗保健国际交流促进会皮肤科分会. 特应性皮炎瘙痒管理专家共识 [J]. 中华皮肤科杂志，2021，54（5）：391-396.

第七节　接触性皮炎护理

一、疾病概述

接触性皮炎（contact dermatitis, CD）是指皮肤或黏膜单次或多次接触外源性物质后，在接触部位，甚至接触以外的部位发生急性或慢性炎症性反应。按发病机制和原因，可分为刺激性接触性皮炎（irritant contact dermatitis, ICD）和变应性接触性皮炎（allergic contact dermatitis, ACD）。ICD 是皮肤接触刺激性化学制品（如肥皂、溶媒、酸或碱）引起的局部毒性反应。ACD 是皮肤接触曾被致敏的化学制品后引起的一种迟发型超敏反应。ICD 占所有接触性皮炎的 80%，ACD 占 20%。接触性皮炎是变态反应科常见病。患病率与人群、种族和性别无关，取决于接触变应原的频率、方式、浓度，以及个体易感性等。职业和业余爱好是流行病学的重要因素，原发性刺激性接触性皮炎是常见的职业性皮肤病，一般人群中仅手部变应性接触性皮炎的患病率可达 2%，在工业劳动力中这一数字高达 10%。据估计，欧洲普通人群中对特定过敏原的接触性过敏的患病率在 10%～27% 之间。

刺激性接触性皮炎是化学或物理因素直接产生细胞毒性效应，进而激活固有免疫系统引起，而非免疫介导；变应性接触性皮炎是由半抗原特异性 T 细胞介导的迟发型超敏反应。能引起接触性皮炎的物质很多，按性质主要分为动物性、植物性和化学性三大类；根据致病原因，又可分为原发性刺激物和接触性致敏物两大类，前者产生原发性刺激性反应，后者引起变态反应性炎症，但有时很难区分二者与所致疾病的关系，如有些物质在低浓度时可为致敏物，引起变应性接触性皮炎；高浓度时则成为刺激物或毒性物质，引起刺激性接触性皮炎（表 1-7-1）。

表 1-7-1 发生接触性皮炎的部位与常见的接触物

皮炎部位	常见接触物
头面部	面罩、染发/生发/洗发剂、化妆品/化妆海绵、眼镜架、帽檐内衬
颈	项链、衣领及围巾中染料
腋下	除汗剂、除臭剂、消毒剂、衣服染料
手及腕部	手表、饰物、橡胶和塑料手套、消毒剂、肥皂、洗涤剂
躯干部	胸罩、衣料、洗涤剂、肥皂、金属吊带、腰带
会阴部	马桶漆、内裤染料、避孕套、卫生巾、尿布、润滑剂、抗真菌剂
足	橡胶鞋、塑料鞋、染色袜、鞋扣

接触性皮炎的典型表现是与接触部位边界清楚的皮损，表现为红斑、斑片或斑块，可有水疱、鳞屑。根据接触物的性质、浓度、接触方式，以及个体反应性不同，皮损形态、范围及严重程度也不相同。

1. 刺激性接触性皮炎

（1）急性型：由于偶然或事故中接触的原发性强刺激物（如强酸、强碱等）在皮肤/黏膜表面产生强烈反应。急性反应通常在接触后数分钟至数小时内达到顶峰，症状包括直接接触部位烧灼感、刺痛和疼痛，体征包括边界清楚的红斑、水肿、大疱、有时可见坏死。病情的严重程度与刺激物的性质、浓度、接触部位、接触时间长短及局部处理有关。

（2）慢性型：为较弱的原发性刺激物长期反复地接触某一部位引起，皮损形态不一，开始为皮肤干燥皲裂，继而可表现为皮肤红肿、烧灼感、丘疹、苔藓样变。此型患者皮肤易激惹，稍接触某些弱刺激物如肥皂等，皮损即可加重或复发。

2. 变应性接触性皮炎

通常发生在致敏后的个体再次接触致敏变应原后 24～48 小时。急性皮疹的特点是在边界清楚的红斑基础上出现瘙痒性丘疹和水疱、渗出。典型皮疹局限于接触变应原的部位，有时也会出现散在片状或播散性皮损，取决于致病变应原的性质。

3. 特殊类型接触性皮炎

（1）化妆品皮炎：系由接触化妆品或染发剂后所致的急性、亚急性或慢性皮炎。病情轻重程度不等，轻者为接触部位出现红肿、丘疹、丘疱疹，重者可在红斑基础上出现水疱，甚至泛发全身。

（2）尿布皮炎：多由尿布更换不勤，尿液分解产生氨刺激皮肤导致，部分和尿布材质有关。多累及会阴部，可蔓延至腹股沟及下腹部。皮损呈大片潮红，亦可发生斑丘疹和丘疹，边缘清楚，皮损形态与尿布包扎范围一致。

（3）空气源性接触性皮炎：空气中的化学悬浮物可能导致暴露部位，特别是上眼睑、面部的急性和慢性皮炎。喷雾剂、香水、化学粉尘、植物花粉、油漆为可能来源，空气源性致敏物产生的炎症范围更广。

二、护理评估

（一）疾病病症

1. 症状。评估有无全身症状如发热、恶心、头晕等症状，有无瘙痒、烧灼感、疼痛等症状。

2. 体征。评估皮疹情况，如皮疹出现部位，皮疹表现红肿、红斑、丘疹、丘疱疹、水疱或大疱、苔藓样变等。

3. 了解患者发病的起始时间及经过，是否经过预处理／正规治疗、用药。一般情况如食欲、睡眠及大小便是否正常。

4. 患者有无接触史，所接触物质、接触方式和时间等。

5. 了解患者生活环境、生活习惯、职业、工作环境、兴趣爱好、社会状况。

6. 了解患者健康状况、既往病史、家族史等情况。

7. 了解过敏史、用药情况。

8. 评估患者对疾病的认知、心理状况及社会支持等。

（二）健康状况

1. 神志与生命体征、基本信息（年龄、性别、文化程度、职业、性格特点等）。

2. 皮肤症状对睡眠和生活质量的影响。

3. 生活环境（尘螨、宠物毛发、花粉等）和生活习惯（化妆品、佩戴隐形眼镜等）。

4. 社会心理（疾病认知、护理需求、情绪反应、应对策略及社会支持等）。

（三）生理功能

皮肤功能（皮肤是否破损，是否有明显瘙痒不适感）。

（四）自理能力

生活自理能力、自我管理能力（症状监测、药物使用和依从性）筛查与评估。

（五）风险并发症

皮肤破损导致的感染。

三、诊断依据

（一）病史

有接触史、可疑变应原。

（二）症状

接触部位烧灼感、刺痛和疼痛。

（三）体征

在接触部位或身体暴露部位发生边界清楚的急性皮炎，皮疹多呈单一性，去除病因后经适当处理，皮损很快消退。

（四）检查结果

斑贴试验（急性期不宜进行）。对致敏原产生弱（＋）阳性反应的个体，可用重复开放应用试验（repeated open application testing, ROAT）以确定是否发生显著的变态反应。

（五）其他

皮肤病理，表现为一种典型的海绵水肿性皮炎。在急性期，会出现不同程度的海绵水肿，真皮内有混合炎细胞浸润，包括淋巴细胞、组织细胞及不同数量的嗜酸性粒细胞。在中度到重度的炎症反应中，显著的海绵水肿会引起表皮内水疱。在亚急性到慢性期，出现表皮增生，常表现为银屑病样改变。

四、护理措施

（一）症状控制和过敏原管理

预防和治疗接触性皮炎的关键是尽量避免接触致病刺激物。预防的方法包括鉴定刺激物，并寻找及使用合适的替代品；使用手套和专用服装等防护装备；外擦皮肤屏障保护剂如：润肤露、乳膏和油膏等，对皮肤进行预防性护理和接触前保护；同时加强个人和职业卫生教育，建立教育性预防项目，对职业接触性皮肤病采取有效的二级预防措施。

个体易感因素包括年龄、性别、原有皮肤病、接触部位、皮脂腺分泌功能等。皮肤屏障功能薄弱，经表皮水分丢失都是触发因素。环境的温湿度也是影响本病的重要因素，环境温湿度低会导致角质层含水量降低，继而增加皮肤对肥皂、清洁剂和溶剂等刺激物的通透性。湿度过大和浸渍会增加角质层的含水量，从而增加水溶性物质的透皮吸收。因此，高危人群应做好预防措施，包括：皮肤护理和保护，如使用润肤霜；湿法作业人员应避免在水中连续浸泡超两小时，亦可采用预防性保护措施。

对变应原明确的患者，建立所有阳性变应原信息表，内容含变应原名称、常见用途、控制措施。可指导患者通过制造商网站或互联网等媒介获取相关性信息，如在美国接触性皮炎协会网站获取变应原产品信息，以及患者使用信息表（表1-7-2）。

表1-7-2 北美接触性皮炎协作组公布最常见的10种变应原

变应原	用途、属性/存在于	控制措施
镍	金属：首饰、带扣、按扣、发夹、电子设备和其他含金属的物品	避免接触低档的人造首饰。可以佩戴不锈钢、铂或金的首饰，但白金、镀金首饰不行。含镍的物品表面不直接接触皮肤表面，防止镍被汗浸出至皮肤表面；可在带扣/按扣使用厚布背衬；把硬币装在塑料袋里；用塑料钥匙保护套；用金刚砂板代替指甲锉；手机等电子产品使用硅胶套。选择具有塑料橡胶或木材把手剪刀和工具；如果面临不可避免接触，减少摩擦压力和出汗；假肢和植入物选择应考虑材料。如果严格避免接触变应原后皮疹仍未消退，可在医生建议下进行饮食规避试验。
芳香混合物	香料：香料在我们的生活环境中无处不在。液体肥皂、清洁剂、护肤品、化妆品、按摩油等	阅读所有的产品完整成分表，并避免接触虽含有香料，却被标为"无香味的"产品或有明显香味的产品；避免与使用芳香产品的伴侣直接接触；避免进食柑橘类水果、甜味剂、可乐类饮料等；寻找"不含香料"的替代产品。应告诉参与你个人护理中的所有人（如：按摩师）避免使用含香料的产品。对于香料过敏的个体，进行重复开放应用试验能帮助判断新或旧产品是否致敏
甲基异噻唑啉酮/甲基氯异噻唑啉酮	防腐剂：清洁湿巾、卸妆湿巾、香皂、液体香皂、除臭剂和其他个人护肤产品中	认真阅读产品完整成分表，避免使用含甲基异噻唑啉酮的产品。应注意如果你的伴侣正在使用含此类过敏原的产品，你可能通过伴侣接触。应告诉参与你个人护理中的所有人（如：按摩师）避免使用含该物质的产品。如果在工作中可能暴露，请佩戴丁腈或乙烯基制成的防护手套

变应原	用途、属性 / 存在于	控制措施
新霉素	抗生素：抗菌软膏、痔疮乳膏及耳科、眼科制剂	在就诊时告知医生，告诉你的护理人员。它可能存在于非处方制剂中，认真阅读产品完整成分列表，避免使用含新霉素的产品。可能对某些密切相关的抗生素产生反应，请勿使用庆大霉素、妥布霉素等。新霉素在洗涤后仍可存在于织物中，如针织袜、手套等应考虑丢弃接触多的物品
杆菌肽	外用抗生素：用于外用抗生素霜或软膏，以及耳鼻咽喉科、眼科制剂中	在就诊时告知医生，告诉你的护理人员。它可能存在于非处方制剂中，认真阅读产品完整成分列表，避免使用含杆菌肽的产品。与新霉素可出现共同反应
氧化钴	金属 / 常见于首饰、纽扣或工具。也见于化妆品、染发剂、矫形植入物、陶器、水泥、颜料、黏合剂等	避免使用任何含钴的产品。检查所用的每种产品的完整成分列表。对于不可避免的工作接触，湿作业时戴乙烯基 / 长橡胶手套；干作业戴皮革 / 厚织物手套等避免直接暴露；用橡胶或胶带覆盖金属手柄；在纽扣上涂透明指甲油；选择尼龙或塑料拉链等。避免可能暴露如：避免染发、调整个人爱好（制作陶器）等。如果严格避免接触变应原后皮疹仍未消退，可在医生建议下进行饮食规避试验
秘鲁香树（秘鲁香脂）	天然香料：在我们的生活环境中广泛存在如调味品及可乐、烟草、果酒等	告诫秘鲁香脂斑贴试验阳性的患者避免接触香料。具体措施同"芳香混合物"
甲醛	防腐剂：甲醛无处不在，不仅见于工作场所，也见于化妆品、药品、清洁剂、指甲硬化剂、纺织品、涂料、家具、香烟烟雾、纸张脲甲醛树脂等	甲醛存在于空气中，分布广泛，要避免通常很困难。季铵盐 -15、咪唑烷基脲、二羟甲基二甲基乙内酰脲、2- 溴代 -2- 硝酸丙烷 -1，3- 二醇及三羟甲基硝基甲烷这些防腐剂能释放甲醛，应注意回避这些物质。织物中均有游离甲醛，尤其是那些免烫的或"悬挂滴干"的衣物，在穿之前先洗几次，可以减少甲醛的含量，但不能完全清除。降低甲醛含量：避免过度装修，通风 / 绿植等可减少室内甲醛含量。它可由香烟烟雾、汽车尾气甚至头发拉直产品释放，应注意回避，如避免拉直发、戴口罩等

变应原	用途、属性/存在于	控制措施
对苯二胺	染发剂：染发、临时纹身	认真阅读产品完整成分表，避免使用含对苯二胺的产品。服用噻嗪类利尿剂、含糖精甜味剂、磺胺类抗生素可能引起反应，应在就诊时告知医生。告知你的美容、美发师避免使用含对苯二胺或密切相关的化学产品。工作场所接触戴乙烯基/长橡胶手套

（二）用药管理

局部治疗：常用的局部治疗包括外用糖皮质激素药。应按照医生的建议正确使用这些药物，并遵循以下指导：

（1）按照医生的建议在患处涂抹药膏或乳膏，避免过量使用或长时间使用。

（2）部分药物涂擦后偶有局部刺激或灼热感，数分钟后可消失，若症状持续并出现皮疹应暂停使用并及时向医护人员反馈。

（3）用药后注意观察皮肤情况，注意皮疹、渗出有无好转。应密切关注药物可能引起的不良反应如：皮肤萎缩、色素沉着等，并及时向医生报告。

（三）整体健康促进

1.理解和接纳：患者可能会因皮损对外貌和舒适感的影响感到焦虑、沮丧或自卑，鼓励家人和朋友给予理解和支持，帮助患者接受自身状况。

2.给予专业支持：评估患者生理、心理情况，根据病情提供有效的治疗方案，指导患者通过深呼吸、渐进性肌肉放松或冥想等方法，帮助其平复情绪，应对焦虑和沮丧。

3.自我护理：指导患者学会自我护理，包括正确的皮肤护理、避免刺激性物质等。

4.健康的生活方式：鼓励患者保持健康的生活方式，包括建立良好的饮食、护肤习惯，保障充足的睡眠、适度的运动和正确应对压力的方法。

（四）健康教育与自我管理

1. 疾病知识：向患者介绍接触性皮炎的病因、症状和诊断方法（含斑贴试验方法、注意事项），帮助患者了解疾病的基本知识。

2. 规避接触致敏原：指导患者了解可能引起过敏反应的接触物质，如化学品、香料、染料等，并提供避免接触这些物质的建议，如：鉴定并避免进一步接触致病的变应原和交叉致敏物质；减少暴露于已知变应原的环境，这些环境可能来自制造业、工作场所或个人方面。

3. 皮肤护理：教育患者如何进行正确的皮肤护理和保护，包括洗手、洗浴，使用润肤剂及隔离霜，注意选择符合国标的产品。避免刺激皮肤，包括潮湿工作、肥皂、过热、出汗等。避免接触常见刺激物，在处理潜在刺激物时使用手套、围裙等防护用品。

4. 高危因素管理：对于高危患者，如存在内源性因素者（如特应性体质者）或外源性因素者（如从事美发等经常面临职业性暴露问题者），应建议患者进行初级预防。（1）职业性过敏原规避：用替代品替换已知变应原，改变技术流程设计以减少皮肤与化学品的接触、安装适当的通风换气设备以减少空气源性接触及使用个人防护装备等。在工作场所，还应采取其他措施以减少暴露在已知变应原的环境，如：在处理特殊化学品时戴手套。此外，应在橡胶或皮革手套内戴棉质手套，以预防橡胶促进剂及铬酸盐接触过敏。次级预防手段是在患者从事原有职业的情况下确保 ICD 的治疗。（2）化妆品过敏原的规避：对于怀疑化妆品接触致敏的患者，首先应停用可疑的化妆品，进行斑贴试验明确致敏原，仔细阅读化妆品的成分表，以避免再次接触致敏原。选择不含香料的产品，可通过国家药品监督管理局的化妆品查询系统查询各种化妆品的成分，选择合适的化妆品。（3）医源性过敏原的规避：对明确的致敏原在就诊时告知医生、护理人员。某些药物可能存在于非处方制剂中，认真阅读产品完整成分列表，避免使用含致敏原的产品。对既往有相关过敏的患者在矫形、植入物的选择时应进行材料评估。

5. 用药指导：向患者详细介绍局部治疗的使用方法，包括外用药的使用方法，以及可能出现的不良反应和注意事项。

6. 随访计划：与患者共同制订随访计划，包括复诊时间、症状观察、变应原规避和治疗效果评估，以确保患者得到及时的跟踪和管理。

（五）并发症预防与健康监测

密切监测患者皮肤状况，出现红、肿、热、痛等感染相关表现及时处理。

五、结局评价

（一）疗效

症状明显控制，瘙痒减轻或消失。

（二）安全

未发生并发症 / 其他药物不良反应或并发症 / 药物不良反应得到及时控制。

（三）经济

能够负担直接（药物、检查、治疗等）和间接（交通、家庭护理等）医疗费用，接受治疗产生的时间成本，未造成工作和生产力损失。

（四）感受

通过问卷或访谈评价生活质量的改善情况，对护理过程的满意度，参与程度和对护理计划的遵循情况。

六、思考题

陈某，女性，35 岁。因"面部红斑水疱伴痒 2 天"入院。身高 154 厘米，体重 50kg。体格检查：T 36.3C，R 20 次 / 分，P 90 次 / 分，BP 120/80mmHg。神志清楚，查体合作。循环、呼吸等系统检查未见异常。实验室检查：无异常。

专科检查：面部皮肤潮红肿胀，红斑边界清晰，红斑上可见密集丘疱疹，双眼睑肿胀，眼不能睁开。

请问：

（1）针对此患者应进行哪些评估？

（2）应采取哪些护理措施？

参考文献

[1] JOHNSTON G A, EXTON L S, MOHD MUSTAPA M F, et al. British Association of Dermatologists'guidelines for the management of contact dermatitis 2017[J]. Br J Dermatol, 2017, 176（2）317-329.

[2] DE KOVEN J G, WARSHAW E M, REEDER M J, et al.North American Contact Dermatitis Group Patch Test Results: 2019-2020[J]. Dermatitis, 2023, 34（2）: 90-104.

[3] 赵辨. 中国临床皮肤病学 [M]. 南京：江苏凤凰科学技术出版社，2009：717-723.

[4] 朱学骏. 皮肤病学 [M]. 4 版，北京：北京大学医学出版社，2019：267-300.

[5] 吴燕，陈玲玲，施辛. 接触性皮炎的预防与治疗 [J]. 皮肤科学通报，2020，37（02）：247-255.

[6] 马月龙，邹颖. 接触性皮炎患者教育 [J]. 皮肤科学通报，2020，37（02）：256-260.

第八节　嗜酸性粒细胞性食管炎护理

嗜酸细胞性胃肠道疾病（eosinophilic gastrointestinal diseases, EGIDs）为一组胃肠道慢性炎症性疾病，临床特征为胃肠道受累节段功能障碍及相关临床症状，组织学特征为嗜酸性粒细胞炎症，诊断需排除继发性胃肠道嗜酸性粒细胞增多。通常包括嗜酸性粒细胞性食管炎（eosinophilic esophagitis, EoE）、嗜酸性粒细胞性胃炎（eosinophilic gastritis, EoG）、嗜酸性粒细胞性小肠炎（eosinophilic enteritis, EoN）和嗜酸性粒细胞性结肠炎（eosinophilic colitis, EoC），后三种在第九节讲述。

一、疾病概述

嗜酸性粒细胞性食管炎（eosinophilic esophagitis, EoE）是免疫/抗原介导的慢性食管疾病，临床特征是食管功能障碍症状，组织学特征是以嗜酸性粒细胞浸润为主的炎症。EoE 的发病机制涉及遗传、环境和免疫系统因素之间的相互作用。

随着对该病认识的提高，以及真实发病率的增加，儿童与成人 EoE 的发病率及患病率均呈上升趋势。最近的研究估计 EoE 的发病率为 7/10 万，患病率为 43/10 万，男女比例为 3∶1～3∶2。该疾病可发生于任何年龄，并随年龄增长而增加，在成年早期达到高峰，目前已成为欧美儿童和青年人吞咽困难的主要原因。

EoE 的发病机制尚未完全明确，但涉及遗传、环境和免疫系统因素之间的相互作用。分子分析表明，EoE 是由原发性食管上皮功能缺陷引起的，而不是由嗜酸性粒细胞缺陷引起的。EoE 能够使食管上皮细胞发育和细胞功能受损。

EoE 的临床表现因年龄而异。成人和青少年患者常表现为吞咽困难和食物嵌顿，而较年幼患者症状常包括喂养困难、胃食管反流症状和腹痛。

成人患者临床表现：（1）吞咽困难；（2）食物嵌顿；（3）胸痛常位于中心位置，且抗酸剂治疗可能无效；（4）胃食管反流病（GERD）样症状 / 难治性胃灼热；（5）上腹部疼痛。

儿童缺乏症状部分随年龄而不同，最常见的主诉症状包括：（1）喂养功能障碍；（2）呕吐；（3）腹痛；（4）吞咽困难；（5）食物嵌顿。

二、护理评估

（一）疾病与病症

1.症状：幼儿患者评估其有无拒食、食欲减退、易怒、腹痛、恶心、呕吐，以及生长发育迟缓情况；儿童患者评估其有无出现吞咽困难的早期表现，如缓慢进食和挑食，以及伴反流、胃灼热及胸痛情况；青少年和成年人则评估其吞咽困难、食物嵌塞等情况。

2.体征：通过上消化道内镜检查观察食管内膜是否有炎症和肿胀、水平环、垂直沟、缩窄（狭窄）和白斑，部分患者的食管可能看起来正常。

3.健康史：询问患者是否有反流性食管炎、慢性胃肠炎病史，食物过敏及过敏性疾病，以及有无哮喘、特应性皮炎或慢性呼吸道疾病史。

4.辅助检查结果：包括上消化道内镜检查、食管活检、血液检测（嗜酸性粒细胞数或总免疫球蛋白 E 水平）、食管海绵取样检查等，以确定诊断和评估病情。

（二）健康状况

1.基本信息：记录患者的年龄、性别、文化程度、职业等基本信息。

2.生活质量影响：评估 EoE 对患者睡眠和生活质量的影响，如饮食限制、吞咽困难导致的心理压力等。

3. 社会交往影响：评估疾病对患者学业或社会交往的影响，以及患者是否有行为问题，如易激惹、沮丧等情感障碍，注意力不集中、多动等。

4. 社会心理：评估患者的疾病认知、护理需求、情绪反应、应对策略及社会支持等。

（三）生理功能

1. 吞咽功能障碍：如吞咽困难、食物嵌塞等。

2. 营养吸收障碍：由于吞咽困难和食物嵌塞，患者可能无法正常进食，导致营养吸收障碍，特别是儿童患者，可能出现发育停滞，包括生长缓慢、营养不良和体重减轻。

（四）自理能力

评估患者的生活自理能力、自我管理能力，包括症状监测、药物使用和依从性。例如，患者是否能够遵循医嘱进行饮食调整和药物治疗。

（五）风险与并发症

食管瘢痕形成和变窄、食管损伤导致的食物卡住或穿孔等并发症的风险。

三、诊断依据

（一）诊断标准

2018 年质子泵抑制剂反应性食管嗜酸性粒细胞增多症工作小组（AGREE）会议上关于 EoE 的最新国际共识诊断标准：

1. 食管功能障碍相关的症状。

2. 伴随的特异性疾病。

3. 内镜检查发现食管环、沟槽、渗出物、管腔狭窄、黏膜脆性及黏膜裂隙。

4. 食管活检中嗜酸性粒细胞≥15 个 / 高倍视野（HPF）。

5. 黏膜嗜酸性粒细胞增多局限于食管。

6. 评估 EoE 以外的可能导致嗜酸性粒细胞浸润的疾病。

（二）检查结果

1. 变应原检测：包括各种食物、吸入变应原的皮肤点刺试验，血清总 IgE、血清变应原特异性 IgE 检测，以及食物斑贴试验等。

2. 血常规：需结合患者的年龄、变应原情况、花粉季节、并发变应性疾病的控制情况等因素综合进行判定。

3. 内镜检查：EoE 患者的内镜表现包括线性沟（黏膜内的垂直线）、气管化（食管缩窄的同心环）、渗出物（白色斑块）、水肿（黏膜血管减少）和狭窄。

4. 组织病理学检查：目前，EoE 最可靠的诊断方法是内镜活检标本的组织病理学检查，所有原因不明的吞咽困难患者都需要进行该项检查。

5. 放射影像学检查：包括消化道造影等。仅用于部分特殊病例，通过放射影像学检查了解食管的解剖学异常，评估食管狭窄情况。

6. 食管 pH 监测：对鉴别反流性食管炎有重要意义，EoE 没有明显食管 pH 变化。

7. 生长发育指标监测：因为疾病本身不但对患者进食营养的摄入有影响，另外 EoE 的饮食限制治疗、皮质类固醇治疗均可影响患者的生长发育，所以 EoE 患者生长发育指标的监测十分重要。

四、护理措施

（一）症状控制

嗜酸性粒细胞性食管炎的症状包括吞咽困难、胸痛、食物嵌塞等。症状控制主要依赖于药物治疗和饮食管理。药物治疗包括质子泵抑制剂（PPI）、局部糖皮质激素。饮食管理方面，通过剔除可能的过敏食物，如小麦、乳制品、鱼／贝类、花生／木本坚果、鸡蛋和大豆，可以减轻症状。

（二）用药管理

成人和儿童可能需要长期使用 PPI。对于儿童，如果饮食改变无效，通常会使用 PPI。若 PPI 治疗失败，常使用局部皮质类固醇治疗嗜酸性食管炎，如氟替卡松吸入剂或布地奈德口服浆液。长期的糖皮质激素治疗可能会出现食道念珠菌感染，儿童患者可能会出现肾上腺皮质功能不全等不良反应，所以使用过程中需要定期监测其不良反应。

（三）整体健康促进

1. 鼓励患者保持健康的生活方式，如适量运动和保持良好的心理状态。护士应主动与患者进行沟通，积极进行心理疏导，鼓励其说出内心感受，增强患者的治疗信心，并向其介绍嗜酸性食管炎的发生、发展和转归，使其心理能顺利接受，并积极配合治疗。

2. 控制和避免过敏原：EoE 患者可伴有气传变应原过敏，以及症状的季节性变化。大部分 EoE 患者同时患有食物过敏，因此，检测阳性患者需要采取相关控制措施进行变应原的控制和避免，也可为饮食治疗提供相应依据。

3. 饮食治疗：饮食治疗是嗜酸性粒细胞性食管炎的一线治疗方法，其中包括要素饮食、经验性剔除饮食法、基于食物过敏监测的消除饮食法，须评估饮食对患者营养、生长发育的影响程度，以指导患者合理饮食方法。

（1）要素饮食法：即指导患者剔除食物抗原蛋白，以人体必需氨基酸为主要成分，添加一定的碳水化合物及脂肪成分的饮食成分。有研究表明，要素饮食在儿童中的有效率可达 92%～98%。但在现实中由于严格的要素饮食往往需要鼻饲或胃管喂养来达到热量目标，其适应性差，同时成本高、影响患者生活质量，使其在临床实践中难以长期维持。

（2）经验性剔除饮食法：6 种饮食消除治疗的患者应避免食用牛奶、鸡蛋、大豆、小麦、坚果和海鲜；4 种饮食消除治疗的患者应避免食用牛奶、鸡蛋、小麦及大豆，持续 6～8 周后重复内镜检查。研究显示，这 2 种消除饮食治疗对食管炎症的缓解率分别为 74% 和 64%。由于长期的消除饮食治疗可能会造成一定的健康问题，如营养不良，钙、铁、锌、维生素 D、维生素 E 等的缺乏，而牛奶蛋白是嗜酸性粒细胞增多症的常见诱因，因此亦可以尝试只去除牛奶和其他哺乳动物奶及相关奶制品，这样做可以减少对患者日常饮食和营养的影响，也可以提高患者对治疗方案的依从性和满意度。

（3）食物过敏原试验指导的消除饮食法：指通过皮肤点刺试验、特应性斑贴试验或特异性血清 IgE 检测来发现潜在致敏的食物并避免这些食物的摄入的方法。但这种饮食治疗方法的有效率较低，只有 46% 左右的患者得到缓解。

（四）健康教育与自我管理

1. 患者需要了解疾病的性质、症状、治疗方案，以及如何进行自我管理。教育内容包括如何识别和避免食物过敏原、如何正确使用药物、如何监测症状变化等。

2. 自我管理包括定期记录症状、饮食日志和药物使用情况，以及在症状加重时及时就医。

（五）并发症预防与健康监测

1. 定期的内镜检查和活检可以帮助监测食管炎症的状况。

2. 食管狭窄的患者，可能需要定期的食管扩张治疗。食管扩张需要在内镜下完成，可快速缓解吞咽困难症状。术后 1～3 天内注意观察胸腹痛、上消化道出血、发热、气促等情况，如症状较轻可对症处理（口服抗酸药或抗生素）；症状较重者，要警惕有无食管穿孔、出血、感染等并发症，及时就医处理。

3. 患者应定期进行食物过敏测试，以确定可能的触发因素，并调整饮食计划。

五、结局评价

（一）症状指标

吞咽困难、胸痛、食物嵌塞等食管功能障碍相关症状的缓解。

（二）辅助检查

内镜检查、组织活检、食管测压和扩张试验、血清嗜酸性粒细胞浓度结果的变化。

（三）生活质量

可使用 EoE 生活质量问卷（EoE-QOL）来评估患者对自身健康状况的主观感受，该问卷可以量化患者生活质量的各个方面，包括饮食限制、情绪影响和日常活动的限制。

第九节　嗜酸性粒细胞性胃肠炎

一、疾病概述

嗜酸性粒细胞性胃肠病（eosinophilic gastrotestinal disease, EGID）是慢性免疫介导性疾病，组织学特点为以嗜酸性粒细胞为主的组织炎症病理性增强，临床特点为胃肠道症状。通常非 EoE 类的嗜酸性粒细胞胃肠病，包括嗜酸性粒细胞性胃炎（eosinophilic gastritis, EoG）、嗜酸性粒细胞性小肠炎（eosinophilic enteritis, EoN）和嗜酸性粒细胞性结肠炎（eosinophilic colitis, EoC）。

EoG、EoN 和 EoC 极为少见，因此其患病率数据很少。EGID 患病率在 5 岁以下儿童中最高，而 EoG 嗜酸性粒细胞性胃炎更常见于年龄较大患者。成人可在任何年龄发生这些疾病，但一般在 20～50 岁发病，发病高峰在 20 多岁。国外研究显示有胃肠道症状的患者中非 EoE 型 EGIDS 的总体患病率为 1.9%。

EGID 是罕见疾病，可发生在任何年龄，但通常见于 20～50 岁。EGID 的发病机制尚不明确，但流行病学特征和临床特征提示其可能与过敏有关。约有一半患者有过敏性疾病史，包括哮喘、轻微食物敏感、湿疹或鼻炎。

嗜酸性粒细胞胃肠病患者可有多种临床表现，缺乏特异性，容易被漏诊或误诊。依据浸润胃肠壁的部位与层次的不同，嗜酸性粒细胞胃肠炎可分为 3 型：

1. 黏膜型：最为常见，可出现腹痛、恶心、呕吐、腹泻、体重减轻等，如病变涉及范围较广时，还可有消化道出血、低蛋白血症、吸收不良、缺铁性贫血等。

2. 肌层型：发病率次于黏膜型，以胃肠壁增厚、动力受损为主要表现，可表现为肠梗阻症状，包括恶心、呕吐、胃出口梗阻和腹部膨隆。

3.浆膜型：最罕见，主要是浆膜增厚，伴有含大量嗜酸性粒细胞的胸腔积液或腹水。

二、护理评估

（一）疾病与病症

1.症状：评估患者有无腹痛、恶心、呕吐、腹泻、体重减轻、消化道出血、胸腹水等相关症状。

2.体征：是否有腹部压痛、腹部肿块、肠型或蠕动波等体征。观察患者的营养状况，如皮肤、黏膜、毛发等。

3.健康史：既往有无食物过敏及慢性胃肠炎病史。家族中有无过敏性疾病及嗜酸性胃肠疾病患者。

4.辅助检查结果：血液检查结果，特别是嗜酸性粒细胞计数。内镜检查结果，包括胃镜、结肠镜，观察黏膜的炎症情况。评估影像学检查结果，如 X 线、CT 或 MRI，了解胃肠道结构和功能。

（二）健康状况

1.神志与生命体征、基本信息：记录患者的年龄、性别、文化程度、职业等基本信息。监测患者的神志状态和生命体征，如心率、血压、呼吸频率和体温。

2.胃肠不适对生活质量的影响：评估胃肠不适对患者睡眠、饮食和日常活动的影响。

3.疾病对社交的影响：了解患者是否有因症状而限制社交活动的情况。疾病是否影响患者的工作、学习和社交活动。

4.社会心理：观察患者是否有情绪问题，如焦虑、抑郁等。了解患者的情绪反应和应对策略。评估患者是否有良好的社会支持系统。

（三）生理功能

1.消化功能：食欲、进食量和消化吸收情况。观察患者是否有营养不良的迹象。

2.排泄功能：排便习惯，如便秘或腹泻的频率和性质。观察患者是否有排便困难或失禁的情况。

3.营养状况：体重变化和营养摄入。观察患者是否有贫血、低蛋白血症等营养相关并发症。

（四）自理能力

生活自理能力、自我管理能力（症状监测、药物使用和依从性）筛查与评估。

（五）风险与并发症

肠梗阻、消化道出血的风险、营养不良、心理社会问题等。

三、诊断依据

（一）临床标准

对于嗜酸粒细胞胃肠病的诊断，临床多采用 Talley 标准：

1.有典型胃肠道症状：若患者出现腹痛、恶心、呕吐、早饱、腹泻、体重减轻或腹水，且伴有外周血嗜酸性粒细胞增多（＞500/uL），和（或）有食物过敏或不耐受的病史，则应怀疑为 EoG/EoN。

2.内镜或病理结果显示胃肠道嗜酸粒细胞浸润引起炎性病变，组织病理提示嗜酸粒细胞≥20 个 /HP（必备条件）。

3.排除其他引起嗜酸粒细胞增多的疾病，如寄生虫感染、肾上腺功能不全、血管炎、超敏反应、恶性肿瘤及血液病等。

（二）检查结果

1.实验室检查：血常规检查常伴有外周嗜酸性粒细胞升高。在儿童中，血清 IgE 水平可能升高。

2.影像学检查：胃肠道影像学检查（如，钡餐检查、腹部 CT、MRI）可能显示胃肠壁水肿，胃窦增厚或结节，以及小肠黏膜增厚或呈"锯齿状"，但是这些不具有特异性。

3. 内镜检查、病理活组织检查：嗜酸性粒细胞胃肠病在内镜下无特异性的表现，多为黏膜充血水肿、糜烂、溃疡、结节样改变等。黏膜活检可见嗜酸性粒细胞增多或浸润。

四、护理措施

（一）症状控制与过敏原规避

1. 观察腹部症状的部位、性质、持续时间、缓解方式。根据症状严重程度予以对症护理，遵医嘱使用相关药物。

2. 监测营养指标的变化，对于严重胃肠炎患者应观察每日进食量和品种，定期测体重，血红蛋白、人血白蛋白等，注意有无呕血、便血、消瘦、贫血等。

3. 完善过敏原检查，如皮肤点刺试验、特异性斑贴试验、特异性 IgE 检测等，筛选出过敏食物，指导患者针对性地避开相应过敏的食物。

（二）用药管理

该疾病的药物治疗以糖皮质激素为主，对于激素治疗症状不能完全缓解者可联用硫唑嘌呤，以及白三烯受体拮抗剂、抗组胺药物、肥大细胞稳定剂、生物制剂等药物。如果膳食治疗 6 周症状仍未能改善，应建议患者使用泼尼松口服治疗。无论肠道哪层结构受累，在服药 2 周内症状通常都能改善。但部分患者需要更长期的治疗（可长达数月）才能使症状消退。对于停药后立即复发的患者也可能需使用泼尼松或布地奈德进行长期、低剂量维持治疗。需要注意的是糖皮质激素的使用是为了最低剂量改善疾病症状，而不能大剂量使用来控制嗜酸性粒细胞增多，以避免大剂量使用导致的全身性不良反应。

（三）整体健康促进

1. 饮食指导：嗜酸性粒细胞性胃肠病饮食治疗同嗜酸性粒细胞性食管炎。

2. 活动限制：在症状活跃期间，应避免剧烈运动和重体力劳动，以免加重症状。

3. 心理支持：患者因腹部症状反复发作而产生紧张恐惧心理，向患者耐心说明疾病发生的原因并给予安慰，指导患者应用放松技术转移注意力、冥想音乐疗法。

（四）健康教育与自我管理

1. 指导患者疾病诊断相关检查注意事项。

2. 向患者及其家属介绍嗜酸性胃肠病的病因和诱因，了解饮食在疾病预防和反复发作中的作用，指导疾病相关用药常识；学习简单自护方法。

（五）并发症预防与健康监测

1. 自我监测症状，如腹痛、恶心、呕吐、腹胀等。

2. 观察并发症迹象，指导患者养成良好的生活习惯，出现不适积极寻求治疗。

3. 定期随访以评估治疗效果和调整治疗方案。

五、结局评价

（一）症状指标

腹痛、恶心、呕吐、腹胀、腹泻、吸收不良、腹水等症状的变化。

（二）辅助检查

血嗜酸性粒细胞计数、CT 检查、X 线钡餐、内镜及组织检查结果的变化。

（三）生活质量

可使用胃肠生活质量指数（GIQLI）评估患者生活质量影响情况，该量表是一个专门用于评估胃肠疾病患者生活质量的新工具。它包括症状、饮食、情绪和社会功能四个维度。

六、思考题

王某，40 岁，因"泛酸、胃灼热伴进食哽咽感 2 年"门诊就诊。既往慢性湿疹病史 20 余年。门诊胃镜检查显示：食管下段可见一纵行糜烂，于食管中下段见食管收缩环及线样裂隙，黏膜可见少许白斑，病理提示：鳞状上皮可见嗜酸性粒细胞浸润，诊断嗜酸性粒细胞性食管炎。

提问：

（1）该患者除症状外，还需要评估哪方面内容？

（2）怎样对该患者进行饮食指导？

参考文献

[1] LIACOURAS C A, FURUTA G T, HIRANO I, et al. Eosinophilic esophagitis: updated consensus recommendations for children and adults[J]. J Allergy Clin Immunol, 2011, 128：3.

[2] MOLINA-INFANTE J, BREDENOORD A J, CHENG E, et al.Proton pump inhibitor-responsive esophageal eosinophilia: a disease that challenges current diagnostic criteria for eosinophilic esophagitis[J]. Gut, 2016, 65：524.

[3] FURUTA G T, KATZKA D A. Eosinophilic Esophagitis[J].N Engl J Med, 2015, 373（17）：1640-1648.

[4] 李婧，聂晓璐，吴捷 .2022 年《嗜酸细胞性胃肠道疾病命名国际共识》解读及对我国儿科研究的启示 [J]. 中国实用儿科杂志，2023，38（10）：721-725.

[5] DE BORTOLI N, VISAGGI P, PENAGINI R, et al. The 1st EoE TALY Consensus on the Diagnosis and Management of Eosinophilic Esophagitis-Definition, Clinical Presentation and Diagnosis[J]. Dig Liver Dis, 2024, 56（6）：

951−963.

[6] MOLINA-INFANTE J, LUCENDO A J. Dietary therapy for eosinophilic esophagitis[J]. J Allergy Clin Immunol, 2018, 142（1）：41−47.

[7] LI K, RUAN G, LIU S, et al. Eosinophilic gastroenteritis: Pathogenesis, diagnosis, and treatment [J]. Chin Med J（Engl）, 2023, 136（8）：899−909.

[8] FOROUGHI S, FOSTER B, KIM N, et al. Anti-IgE treatment of eosinophil-associated gastrointestinal disorders[J].J Allergy Clin Immunol, 2007, 120（3）：594−601.

[9] TALLEY N J, SHORTER R G, PHILLIPS S F, et al. Eosinophilic gastroenteritis：a clinicopathological study of patients with disease of the mucosa, muscle layer, and subserosal tissues[J]. Gut, 1990, 31（1）：54−58.

[10] 白娅娅, 姚玮艳. 嗜酸性粒细胞性胃肠炎的诊断和治疗研究进展 [J]. 上海交通大学学报（医学版）, 2020, 40（08）：1152−1156.

[11] 赵红梅, 周娟. 儿童嗜酸性粒细胞性胃肠炎的膳食管理 [J]. 中国实用儿科杂志, 2024, 39（04）：277−280.

第二章

常见过敏原日常管理

第一节　食物过敏日常管理

一、前言

食物过敏（food allergy, FA）是指一种或者多种特定的食物成分或食品添加剂（称为食物过敏原）进入人体后使机体致敏，再次或反复进入可导致机体对之产生异常免疫反应，引起生理功能紊乱和（或）组织损伤，进而引发一系列临床症状。其本质是由于摄入的食物过敏原激发的机体异常免疫应答。

全球范围内食物过敏患者数量呈增多趋势，据各种研究结果估计，大约 1/4 的人在一生中对食物产生不良反应（包括食物过敏），其中大多数反应在儿童早期发生。食物过敏已成为许多国家儿童最常见的慢性非传染性疾病之一。虽然不同种族、地域和不同年龄儿童食物过敏患病率不同，但食物过敏患病率可达总人口的 1%～10%。我国目前尚无基于口服食物激发试验的儿童食物过敏患病率数据，局部地区儿童食物过敏患病率为 3.8%～7.7%。食物过敏患病率具有年龄特异性，婴幼儿患病率更高，很多儿童随着年龄增长出现食物耐受，仍有一部分处于持续过敏状态，持续过敏更易发生在对花生、坚果、鱼和贝类过敏的患儿。

二、食物过敏基础知识

（一）食物过敏的分类

1.IgE介导的食物过敏此类型是最为经典的食物过敏类型，患者初次接触过敏原后，机体启动免疫应答而形成致敏状态，再次接触过敏原时触发IgE介导效应细胞脱颗粒，迅速出现临床症状。食物暴露后快速出现反应，症状覆盖多个器官和系统，常引起急性荨麻疹、血管性水肿、接触性荨麻疹、严重过敏反应、食物依赖运动诱发的严重过敏反应、花粉食物过敏综合征、过敏性鼻结膜炎、IgE介导哮喘、速发性胃肠道过敏等。

2.非IgE介导的食物过敏此类型主要累及胃肠道系统，而非皮肤及呼吸道。一般进食后出现反应相对晚，多为胃肠道症状。常见的有食物蛋白诱发的小肠结肠炎综合征、食物蛋白诱发的过敏性直肠炎等。

3.混合介导的食物过敏兼有以上2种类型食物过敏的发病机制，常在食物暴露后6～48小时发生，常见有特应性皮炎、嗜酸细胞性食管炎、嗜酸细胞性胃肠炎等。

（二）食物过敏的临床表现

表 2-1-1　食物过敏临床表现

分类	疾病名称	临床表现	常见过敏食物
IgE 介导的食物过敏	速发 IgE 介导的过敏反应	皮肤：风团、弥漫性瘙痒、面部潮红、血管性水肿；胃肠道：口腔瘙痒、恶心、呕吐、腹痛、腹泻；眼部：结膜充血、流泪、眼痒；上呼吸道：打喷嚏、鼻漏、充血、鼻痒、喉梗阻；下呼吸道：呼吸困难、胸闷、咳嗽、喘息；循环系统：心动过速、低血压、头晕、晕厥、尿失禁；严重过敏反应：快速进展，多系统受累，呼吸或心血管损害会导致休克和死亡	任何食物；婴幼儿期在世界各地区最常见致敏食物均为牛奶、鸡蛋；在北美及欧洲国家为花生、坚果、贝类、鱼；在亚洲，如日本、中国、韩国等国家，小麦和荞麦更为常见
	阿尔法半乳糖 IgE 介导的速发过敏反应	症状与上述相同，但延迟 4～6 小时	哺乳动物肉类（牛肉、猪肉、羊肉、鹿肉等）；部分对哺乳动物的奶和明胶有反应
	食物依赖运动诱发的严重过敏反应	症状与上述相同，在患儿进食相应食物后 4 小时内运动才会引发过敏反应	小麦、贝类、坚果、芹菜
	花粉 - 食物过敏综合征	口腔瘙痒或轻微肿胀，5% 进展为全身过敏反应	生水果、蔬菜、坚果或某些香料；煮熟的以上食物可以耐受

分类	疾病名称	临床表现	常见过敏食物
非 IgE 介导的食物过敏反应	食物蛋白诱导的过敏性直肠结肠炎	出生后 2～8 周内大便含血／黏液，排气、腹痛、排便频率增加。除此之外，婴儿是健康的，发育正常	母乳喂养儿母亲摄取牛奶、大豆和（或）鸡蛋；配方奶喂养
	食物蛋白诱导的小肠结肠炎综合征	进食 4 小时后严重喷射性呕吐，导致低血容量性休克、苍白、嗜睡、体温过低、酸血症、高铁血红蛋白血症、贫血和左移型白细胞增多。结果常被误认为是败血症。通常在摄入 10 小时后腹泻	3 月龄：牛奶、大豆；4～7 月龄：大米、燕麦、家禽；大龄儿童：海鲜、鸡蛋；慢性：牛奶或大豆，喂养的＜6 个月婴儿
	食物蛋白诱导的肠病乳糜泻	婴儿早期发病，迁延性腹泻或脂肪泻、呕吐、发育不良，40％出现贫血慢性腹泻、腹胀、腹痛吸收不良导致的慢性损害，包括生长问题和维生素缺乏；幼儿生长发育受限；典型的皮肤表现为疱疹样皮炎	牛奶、大豆、鸡蛋、小麦、大米、鸡肉和鱼
	食物引起的肺含铁血黄素沉着（Heiner 综合征）	患有慢性呼吸道症状的婴儿，肺部浸润，含铁巨噬细胞的含铁血黄素沉着，嗜酸性粒细胞增多，缺铁性贫血，发育不良	牛奶
混合介导的食物过敏反应	特应性皮炎	35% 的儿童出现中、重度皮疹	常见的食物过敏原，特别是鸡蛋、牛奶
	嗜酸细胞性食管炎	症状包括进食障碍、反流症状、呕吐、吞咽困难和食物嵌塞	多种食物
	嗜酸细胞性胃肠炎	不同的嗜酸性炎症部位／程度表现有所不同，可有腹水、体质量减轻、水肿、梗阻	多种食物

三、实验室和其他检查

（一）过敏原检测

1. 皮肤点刺试验（Skin-prick Test, SPT）：SPT 在诊断 IgE 介导的食物过敏上有一定价值，但 SPT 阳性不能单独作为确诊食物过敏的指标，需要与明确的食物过敏病史相结合进行分析判断。

2. 血清特异性 IgE 检测：总 IgE 不能作为诊断食物过敏的指标。sIgE 在诊断 IgE 介导的食物过敏上有明确的价值，阳性不能单独作为确诊食物过敏的指标，需要与明确的食物过敏病史相结合进行分析判断。相同的 sIgE 水平在对不同的年龄的儿童有不同的发病风险预测值。

3. 血清特异性 IgG 检测：血清特异性 IgG 抗体升高与特应症之间有很大关系。具有一定家族倾向性与遗传性，在幼儿体内抗食物 IgG 抗体可在 IgE 抗体出现前被测出，用于预测 IgE 介导的变异原出现。

（二）激发试验

1. 开放式激发试验：开放式食物激发试验是医生和患者都知道测试食物的激发试验，主要应用于可疑食物数量大、可疑程度低、预期症状轻的食物过敏反应的筛查，医生指导患者以食物正常形态、正常进食量或指定剂量进食，予以激发食物过敏反应。

2. 双盲安慰剂食物激发试验（DBPCFC）：是目前国际诊断食物过敏反应疾病的"金标准"，特异性极高，试验中医生和患者都不知道测试的食物是什么，有一定危险性，必须在医护人员指导和急救设施充分下进行。

3. 气道激发试验：是吸入性食物过敏反应气道高反应性（BHR）临床诊断的重要手段，通过刺激物的量化测量及其相应的反应程度，判断 BHR 的程度，明确诊断环境、职业、食物等相关因素与食物过敏反应的相关性。曾发生过敏性休克、喉头水肿等重症过敏反应者禁用。

（三）排除膳食试验

把临床可疑食物从患者的食谱中排除，观察患者症状变化。

（四）其他检查

分泌物嗜酸性粒细胞、嗜酸性粒细胞趋化因子及其他细胞因子的测定、肠道内镜检查、组织病理学检查、血常规、便常规等。

四、诊断依据

病史和体检是诊断食物过敏的一线证据。病史应详细采集并记录饮食日记，包括发病年龄；症状出现是否与某种食物有关；进食到出现症状的时间；可疑食物摄入量；反复进食是否出现相同症状；有无其他诱发因素，如运动、药物等；既往就诊与诊断治疗的情况；以及家族史。体格检查注意食物过敏累及的相关器官系统，如皮肤黏膜、消化系统、呼吸系统、儿童的生长发育。

口服食物激发试验（oral food chanllenge, OFC）是诊断食物过敏最可靠的临床方法，双盲安慰剂对照食物激发试验（double-blind, placebo-controlled food challenges, DBPCFC）是诊断食物过敏的金标准。OFC临床应用于以下情况：OFC是确诊食物过敏的金标准；确定食物过敏的阈值；判定患儿是否脱敏或耐受；添加高敏辅食，增加饮食种类；评估交叉反应性食物耐受；排除慢性疾病患儿（如特应性皮炎或过敏性嗜酸细胞性食管炎）对食物过敏的可能。

五、食物过敏的日常管理

（一）饮食管理

1. 合理饮食回避是食物过敏治疗最主要的方法，应避食明确过敏的食物，但不应过度避食，在正确诊断食物过敏及确定过敏原的基础上，最小限度避食。同时避免进食交叉反应性食物，如对坚果过敏的不建议食用其他坚果，对牛奶过敏不建议进食其他哺乳动物奶。花粉食物过敏综合征患儿根据症状严重程度，注意避免进食生的水果、蔬菜。

2.有些情况下需要用替代品代替回避的食物，以满足营养需求。如牛奶蛋白过敏患儿，需要选用深度水解蛋白配方或氨基酸配方奶粉做替代。选择替代品时，要先做激发试验。

3.对食品进行深加工，加热可以使大多数食物变应原食物抗原性，添加某种成分可以改善食物的理化性质、成分等。如牛奶高温20分钟以后或者加入乳酸菌成为酸奶后，可以减低抗原性，鸡蛋经过长时间的煮沸后，蛋清的抗原性降低，使症状减轻或无反应。

4.母乳喂养食物过敏婴儿（根据患儿SPT或血清食物sIgE阳性的食物种类并结合临床症状明确过敏食物），母亲要有针对性避食婴儿过敏食物，不应过度回避与临床症状不相关的食物。对于非IgE介导的食物过敏，若出现反复呕吐和（或）便血，建议母亲避食2～4周牛奶和（或）大豆，其他食物的避食需要结合临床病史。若出现非特异性胃肠道症状，如胃食管反流或肠绞痛，建议母亲试验性避食牛奶2～4周。若母亲避食后患儿临床症状改善明显，须重新引入过敏原或行OFC以明确是否为真正过敏。

5.家庭须进食前仔细阅读食物标签（如酪蛋白、乳清蛋白是牛奶蛋白成分，卵清蛋白为鸡蛋成分），识别隐藏在食物、药物的过敏原。在高风险场所（如餐厅、聚会）须警惕过敏原无意暴露导致严重过敏反应发生。

6.食物过敏儿童出生后4～6个月开始添加固体食物，早于4个月或晚于6个月添加固体食物，不仅无预防食物过敏作用，反而有增加食物过敏的风险。

（二）定期评估

1.长期进行饮食回避的食物过敏患儿应进行营养咨询。有研究显示，婴幼儿期食物过敏的种类越多，生长不良的发生率越高。在专科医师和营养师指导下进行饮食替代，保证营养素的摄入，并定期监测儿童的生长情况。

2.因不同食物的自然进程不同，牛奶、鸡蛋、小麦、大豆可自然缓解较高，而花生、坚果、鱼、贝类自然缓解率低，须根据患儿年龄和过敏原种类，定期评估食物过敏原的致敏状态。若为持续过敏的状态或sIgE高水平，建议每2～5年评估。

（三）应急救治

食物严重过敏反应的一线治疗为肌注肾上腺素，建议配置肾上腺素自动注射装置。2021年欧洲过敏与临床免疫学会（EAACI）严重过敏反应指南提出快速在大腿中部肌注肾上腺素为一线治疗，EAACI建议体重7.5kg至25～30kg儿童处方0.15mg肾上腺素自动注射装置；>25～30kg儿童处方0.3mg肾上腺素自动注射装置。5～15分钟可以重复注射，最多注射3次。

（四）免疫治疗

目前尚无成熟的食物特异性免疫治疗方案，仍处于临床研究中。只针对特定人群，不能做常规治疗，需要综合考虑适用对象、预期结果、费用效益比。应该注意到许多食物过敏儿童会随着年龄增长自发耐受，尤其是牛奶、鸡蛋、小麦和大豆，等待自发耐受的自然获得可能更为合适，故食物过敏原特异性免疫治疗不能作为常规治疗。

（五）心理支持与健康教育

1.食物过敏患者的心理调适

食物过敏的家庭与个人往往会存在一定程度的焦虑，需要引导儿童的父母用正确态度对待食物过敏的管理，传达"食物过敏是可控的"的信心。尤其青少年时期要鼓励并帮助其自主管理的能力与应对技能，充分参加社交活动锻炼，获得内心渴望的独立。

2.健康教育与宣传

（1）食物过敏的预后：食物过敏有一定自然进程。IgE介导的牛奶、鸡蛋、大豆、小麦等过敏随着年龄增长会出现一定程度的耐受，甚至完全耐受；花生、坚果、鱼类过敏往往持续到成人。非 IgE 介导的食物过敏更容易更早出现耐受。

（2）母乳喂养的获益：目前尚无确切证据证实纯母乳喂养可预防食物过敏。由于母乳喂养对母亲和孩子都有其他重要益处，所以在预防食物过敏的婴儿喂养指南中得到推广。

（3）食物过敏与其他过敏：食物过敏通常出现在生命早期阶段，有可能哮喘、特应性皮炎、过敏性鼻炎、嗜酸性粒细胞食管炎、运动诱发严重过敏反应随年龄增长相继出现，也可以同时存在。

3. 预防

（1）食物过敏原早期接触：近年来，越来越多的研究表明，早期接触过敏原反而会降低将来发展为食物过敏的风险。例如，母亲孕期摄入花生、牛奶、小麦及坚果，可能减少婴儿相应食物过敏的风险。婴儿期摄入多种食物种类，可能降低过敏性疾病的发病风险。

（2）微生物菌群：寄生在人体皮肤及肠道的菌群对免疫系统的发育起到一定影响，可促进或抑制食物免疫耐受的形成。

（3）其他研究表明，血清维生素 D 水平与食物过敏风险成负相关；特应性皮炎及特应性疾病家族史可能增加食物过敏的发病风险。

参考文献

[1] 中华医学会儿科学分会免疫学组，中华医学会儿科学分会儿童保健学组，中华医学会儿科学分会消化学组等. 中国婴幼儿牛奶蛋白过敏诊治循证建议 [J]. 中华儿科杂志，2013，51（3）：183-186.

[2] 周薇，赵京，车会莲，等. 中国儿童食物过敏循证指南 [J]. 中华实用儿科临床杂志，2022，37（8）：572-583.

[3] 中华预防医学会微生态学分会儿科学组. 益生菌儿科临床应用循证指南 [J]. 中国实用儿科杂志，2017，32（2）：81-90.

[4] 中华医学会儿科学分会新生儿学组，中华儿科杂志编辑委员会. 新生儿牛奶蛋白过敏诊断与管理专家共识（2023）[J]. 中华儿科杂志，2024:62（1）：12-22.

第二节　花粉过敏的日常管理

一、概述

花粉过敏反应也被称为"花粉症"，又名"季节性过敏性鼻炎"（seasonal allergic rhinitis, SAR），是特应性体质患者被花粉过敏原致敏后引起的一系列病理生理过程，主要是发生在呼吸道黏膜和（或）眼结膜的变态反应性疾病，主要表现为喷嚏、流鼻涕、鼻塞、鼻痒、眼痒、流泪等呼吸道和眼的卡他性炎症，偶尔也可引起下呼吸道、皮肤或其他器官的病变，严重时可出现哮喘。花粉过敏与环境和遗传因素关系密切，有明显的季节性和地域性。

全球范围内，有30%～40%的人口受到一种或多种过敏性疾病的影响，其中花粉过敏是较为常见的一种。调查统计，世界上有1/5的人患有花粉过敏症，且伴随城市绿化与工业化的推进，花粉过敏已成为一个重要的公共卫生问题。花粉过敏具有显著的地域性，这可能与不同地区的气候、植被类型、花粉传播方式等因素有关。

二、花粉过敏基础知识

（一）花粉过敏原

1. 花粉过敏原的成分

花粉是种子植物的雄性配子体，其宏观结构在显微镜下可以明显区分为内壁、外壁，以及内部的营养细胞、生殖细胞和孢粉素，孢粉素中包含大量的致敏蛋白。

2. 花粉过敏原的季节特点

引起花粉症的主要气传性花粉包括春季花粉和夏秋季花粉，其中夏秋季花粉多具有强致敏性。春季花粉（3～5月份），每年从3月一直持续到5月份，致敏花粉多为杨树、柳树、榆树、桦树和法国梧桐。极小的花粉和霉菌颗粒从树上落下，在草丛中到处飞舞，因其每年发作，给成千上万的过敏患者带来了无限的痛苦与烦恼。花粉过敏体质的人，随植物花粉飘散规律形成特有的过敏发病期，随花而来，花落而去。夏秋季花粉（6～10月份），每年立秋前后发作，夏秋季花粉症有着明显的地域性，中国北方多于南方，最常见的气传花粉是蒿、藜草和豚草。雄性的花粉颗粒因为体积小而轻，故更容易致敏。蒿属花粉是主要过敏原，蒿属植物的适生性强，城市绿地上、道路旁及公园里也常有该类植物分布部分种类，如黄花蒿等，有明显的伴生性，在人类活动的区域分布广泛。能够引起过敏性疾病的常见蒿属植物包括黄花蒿、艾蒿、大籽蒿、茵陈蒿和野艾蒿等。蒿属花粉是我国最主要的过敏原之一，也是中国北方主要的季节性过敏原。

3. 致敏花粉传播特点

致敏花粉主要是以风作为传播媒介的风媒花粉，具有以下特点：花粉颗粒无蜜质、无黏性，靠风播散。花粉的颗粒多数较小，常见直径为10～40微米，质量轻，有空气动力学特征如翼状气囊，容易飞散。花朵小、数量多，因此花粉产量高；且花粉播散期长，可在空气中长时间存留和播散。致敏植物基本上都是非观赏花，具有顽强的适应力和生命力。致敏花粉还具有显著的地域性和季节性，不同的地域植物种属分布不同，同一植物在不同地域花期和散粉的时间亦不同。

（二）花粉过敏原与过敏反应的关系

致敏性花粉颗粒飘散到空气中后进入人体，由于颗粒较大（直径多为

20～35 微米），多沉积到上呼吸道黏膜和眼结膜等部位，在黏膜纤毛系统将之清除并排出人体之前，其变应原成分迅速释出并被黏膜吸收，诱发变应性鼻结膜炎等疾病。花粉粒还可破裂形成较小的携带有主要变应原的颗粒（直径<5 微米），进入肺泡，诱发哮喘的发作。一般来说，花粉浓度至少达到 10～50 粒／米^3 时才能引起机体产生症状。对于特应质个体，这些变应原成分可致敏机体，刺激局部淋巴细胞及所属淋巴结产生特异性 IgE。这些特异性 IgE 与呼吸道、眼结膜的肥大细胞和嗜碱性粒细胞表面受体结合，当再次吸入或接触同一花粉变应原，则诱发 I 型变态反应的发生，导致组胺释放、毛细血管扩张、组织液渗出水肿、黏液分泌增加，而出现一系列的临床症状。此外，细胞介导的慢性变应性炎症也可同时发生，释放出各种炎性细胞因子，促进临床症状的发生、恶化、延长病程。

（三）花粉过敏的临床表现

花粉变态反应可作用于多个器官组织，其临床表现与作用部位相关。

1. 呼吸系统

由于花粉颗粒一般较大，与上呼吸道黏膜及结膜接触较多，因此，多表现为变应性鼻结膜炎，出现流涕、鼻痒、鼻塞、喷嚏、眼痒、结膜充血水肿、眼睑肿胀等症状。部分患者可出现口腔瘙痒、麻木、水肿，还可能出现耳痒的症状。体检可见双侧鼻黏膜苍白、肿胀，下鼻甲水肿，鼻腔内多量水样分泌物。中鼻道黏膜也可呈水肿样改变。对于单纯花粉致敏的患者，上述症状可为季节性发作，根据致敏花粉种类可为春季或夏秋季发作。但若患者还伴有其他常年性变应原致敏，则症状也可终年持续，在相应花粉播散季节有不同程度的加重恶化。

对于哮喘患者其症状符合哮喘的典型表现：发作性呼气性呼吸困难，可伴干咳或咳大量白色泡沫样痰，甚至出现发绀等，有时咳嗽可为唯一的症状（咳嗽变异性哮喘），上述症状在凌晨发作或加重。体检可闻及哮鸣音。非发作期体检可无异常。花粉致敏患者可在花粉播散期出现哮喘急性发作或恶化加重。

2. 其他系统

对于特应性皮炎花粉致敏的患者，花粉播散季节可出现症状发作或加重。消化系统花粉变应性疾病可无症状，严重者也可出现吞咽困难等症状。还有极少部分人在食用蜂花粉后出现相关过敏症状，此时的花粉相当于是食物变应原，临床表现与普通食物过敏类似。

3. 口腔变态反应综合征

患者基本均患有变应性鼻结膜炎。它在幼童中很少见，其患病率随年龄增长而升高，其典型症状为口咽部瘙痒，多在接触食物时即可出现口唇刺痛、痒感，还可伴有口腔黏膜、舌头、上颚、咽喉部血管性水肿，少数人可出现腹部绞痛及不适，呕吐或腹泻罕见。

三、实验室和其他检查

（一）过敏原检测

1. 皮肤点刺试验：目前常见致敏花粉均有商品化的点刺试剂可供使用，应根据当地的植被分布、空气中气传致敏花粉调查结果、患者临床症状特点，选取适宜的花粉点刺试剂进行检测。

2. 血清特异性 IgE 检测：各种常见致敏花粉的检测试剂均已商品化，但仍须根据植被分布、气传致敏花粉调查结果或者皮肤点刺结果进行检测项目的筛选，避免盲目大规模的普查，给患者造成比较大的经济负担。

（二）其他检查

1. 激发试验：根据患者具体病情，可进行变应原鼻激发试验、结膜激发试验、支气管激发试验、口服激发试验等检查。

2. 非特异性检查：根据患者临床表现、所患具体疾病，采取不同的检查方法。鼻炎患者可进行鼻内镜检查。结膜炎患者进行眼部专科检查排除其他病因。哮喘患者可进行肺功能、胸片等非特异性检查，明确患者病情及严重程度，并排除其他疾病。

四、诊断依据

非特异性诊断根据患者所患疾病种类按照相关诊断标准进行，如变应性鼻炎诊断标准、哮喘诊断标准及皮肤过敏诊断标准。诊断须结合患者典型过敏病史、体征及各项实验室检查综合判断。

（一）典型病史

特异性诊断／变应原诊断应根据患者病情特点、有无明显的季节性、花粉播散期症状变化，结合各项变应原特异性检测结果，对患者进行诊断。

（二）体征

发病期鼻黏膜检查发现鼻黏膜特征性苍白水肿。眼结膜充血明显，有时可见滤泡。

（三）实验室检查

1.过敏原皮肤点刺试验

过敏原皮肤点刺试验是寻找过敏原最常用的方法。其优点为容易操作，可重复、可靠和相对安全。

2.血清 sIgE 检测

血清 sIgE 检测主要用于以下情况：不能停用抗过敏等感染皮肤试验药物的患者；对过敏原极其敏感，行皮肤试验有风险的患者；皮肤划痕试验呈阳性的患者；5 岁以下的儿童。最大的优点是安全。

近年来，变应原组分诊断（component-resgiged diagnostics, CRD）被逐渐纳入变应性疾病的诊疗常规中。这种诊断方法针对单个变应原组分的特异性IgE 进行检测，可区分临床相关性及非相关性 IgE 结果，明确患者的致敏模式，对其预后进行诊断，同时还可以提高特异性免疫治疗的针对性，减少激发试验的临床需求。

（四）鉴别诊断

各种花粉变应性疾病分别与症状相似的非变应性疾病及其他变应原所致变应性疾病相鉴别。例如花粉变应性鼻炎，应与真菌、尘螨等变应原所致变应性鼻炎，以及血管运动性鼻炎等非变应性鼻炎相鉴别。哮喘患者须与 ABPA、内源性哮喘、其他喘息性疾病鉴别。

五、花粉过敏的日常管理

（一）环境控制

避免花粉过敏原：规避过敏原仍是花粉症重要的预防措施，同时可使用花粉阻隔剂、佩戴口罩、安装空气净化器，根据花粉地图和花粉日历，避免花粉季节到花粉浓度较高的地区，进行地域性躲避和季节性防护。在花粉季节，白天应尽量关闭车窗、门窗，清洗空调滤网，有条件者可在家中安装高效空气过滤器（HEPA）进行换气，防止花粉进入室内，花粉较多的时间不要在室外晾晒衣物，防止衣物被单等受花粉影响。定期打扫房间，清理积尘，特别是窗户、门把手等易积尘的地方。使用吸尘器时，尽量选择带有 HEPA 过滤器的吸尘器，以便更有效地过滤花粉。室内应保持通风、清洁和干燥，湿度应维持在 50% 左右。了解当地花粉播散的时间和规律，以便在花粉浓度较高的日子里采取更加严格的预防措施。

（二）个人防护措施

1.关注当地天气预报的花粉报告，在花粉季节，白天应减少室外活动，特别是在花粉指数比较高的时段，开展各种户外活动或运动项目时应选择在花粉指数相对较低的清晨或雨后时段，这段时间空气湿度较高，花粉颗粒吸了水分后，会沉降下来。

2. 鼻腔冲洗。使用洗鼻器或鼻腔喷雾器进行鼻腔冲洗，清除黏附的花粉。

（三）药物治疗

1. 药物治疗：鼻喷激素、抗组胺药、白三烯受体拮抗剂是花粉症的主要治疗药物，当患者合并过敏性结膜炎或哮喘时须加用抗组胺滴眼剂、吸入激素和支气管扩张剂等。

2. 生物制剂：奥马珠单抗作为抗 IgE 的重组人源化单克隆抗体，可以显著降低 IgE 抗体浓度，减轻患者的过敏症状，奥马珠单抗治疗与特异性免疫治疗二者联用可以改善其进行免疫治疗的耐受性，使全身过敏反应显著减少。

3. 中医中药：中药和针灸对花粉症患者有一定的治疗作用，但是，中药是把双刃剑，中药成分中可能含有花粉成分，因此对于花粉症患者，中药治疗时须严格避免花粉成分。

（四）免疫治疗

免疫治疗也称为脱敏治疗，脱敏治疗常用剂型为皮下注射和舌下含服脱敏药物。

（五）心理支持与健康教育

日常了解花粉过敏的相关知识，如过敏原、过敏症状、预防方法等，有助于更好地进行自我管理和护理。花粉过敏可能给人们的生活带来不便和困扰，因此需要保持积极的心态，进行心理调适，避免过度焦虑和压力。

指导患者如在花粉指数比较高的时段选择外出，外出时戴上口罩及护目镜，用有镜片的眼镜代替隐形眼镜，可以减少眼睛受影响的概率，回到室内后应及时更换衣物，使用温热水清洗皮肤，帮助去除皮肤表面的花粉，有助于皮肤恢复；皮肤过敏的患者，须做好防晒和保湿，并减少不必要的化妆品使用，尽量使用不含皂基类成分的清洁产品；此外，花粉出现的季节固定性较强，可在此前半个月左右使用抗过敏药物，从而防止接触花粉后导致过敏。通过均衡饮食、适度运动、充足睡眠等方式，增强身体免疫力，有助于减轻花粉过敏症状。

参考文献

[1] 刘光辉，祝戎飞 . 临床变态反应学 [M]. 北京：人民卫生出版社，2014.

[2] 刘光辉，孙宝清 . 常见过敏性疾病诊疗新进展 [M]. 北京：中国医药科技出版社，2022.

[3] 周杰玉，马行凯 . 花粉过敏怎么办？快收好这份花粉过敏小百科 [J]. 中华临床免疫和变态反应杂志，2022，16（02）：219-220.

[4] 安羽三，欧阳昱晖 . 季节性过敏性鼻炎的研究现状 [J]. 中国耳鼻咽喉头颈外科，2020，27（04）：199-201.

[5] 汤蕊，王良录，尹佳，等 . 花粉症的中国历程 [J]. 中国科学：生命科学，2021，51：901-907.

[6] 鉴翠玲，王竹梅，封秀梅 . 变应性鼻炎的临床护理分析 [J]. 中国卫生标准管理，2017，8（07）：150-151.

[7] 郑轶武 . 过敏性疾病前沿 [M]. 广州：广东科技出版社，2019.

第三节　真菌过敏日常管理

一、概述

真菌是一类具有真正细胞核、能产生孢子、无叶绿素、以吸收为营养方式、进行有性和无性繁殖、常有分支的丝状营养结构、细胞壁含有几丁质和（或）纤维素的有机体，是自然界分布最广泛的一类生物体，估计全世界真菌的种类近百万种。真菌与人类生活密切相关，如日常生活中食用的蘑菇、木耳，中草药中的灵芝、茯苓，酿酒、发面用的酵母，生产青霉素、头孢菌素的青霉、头孢霉均是真菌。部分真菌能够危害人类健康，造成皮肤或机体深部感染、中毒、致畸、致癌或诱发变态反应。真菌是最常见、最重要的吸入性变应原之一，可引发变应性鼻炎、鼻窦炎、支气管哮喘、变应性结膜炎、变应性胃肠炎、特应性皮炎、接触性皮炎、变应性肺炎（或过敏性肺泡炎）及变应性支气管肺曲霉病（allergic bronchopulmonary aspergillosis, ABPA）或变应性支气管肺真菌病（alergic bronchopulmonary mycosis, ABPM）等变态反应疾病。真菌被认为是呼吸道疾病的第三大常见原因。

由于真菌抗原的结构较为复杂，侵入机体后能迅速诱发机体的体液及细胞免疫，并随之发生变态反应，称之为真菌性变态反应。真菌既是变应原又是感染原，既是吸入性变应原又是接触和食入性变应原，其发病机制极为复杂，涉及多型超敏反应。

真菌致敏的途径主要有三种：（1）气传真菌（其孢子、碎片或代谢产物）通过呼吸道进入人体，引起过敏性气道疾病；如变应性鼻—鼻窦炎、变应性哮喘、变应性肺炎或超敏性肺炎，以及变应性支气管肺曲霉菌病。（2）真菌通过消化道进入人体，引起过敏性消化道疾病。常由进食菇类、木耳、经过发酵或被真菌污染的食物引起变应性胃肠炎。（3）真菌通过与人体接触，引起过敏性皮肤疾病；接触真菌可引起真菌过敏性或接触性皮炎、湿疹、荨麻疹等。

真菌致敏的发病率与其他变应原致敏的特点一样，真菌的致敏状态是遗传因素和环境暴露共同作用的结果。真菌的环境暴露可以发生在室内和室外，最近的研究发现真菌过敏的哮喘儿童，室外真菌暴露与哮喘急性加重的关系比室内真菌暴露更密切。真菌极易在阴暗、潮湿及通风不良的地方生长和繁殖，已有流行病学研究证实室内可见的潮湿和真菌与哮喘强相关，暴露于真菌和潮湿环境会增加患哮喘和鼻炎的风险，长期暴露于真菌环境会触发过敏性呼吸道疾病和过敏性皮炎。普通人群对真菌的敏感率通常超过 5%，而具有特异体质（特应性）人群的敏感率更高。全球 2 亿哮喘患者可能有 600 万以上患有变应性支气管肺曲霉菌病（ABPA）和真菌致敏的重症哮喘（SAFS）；全球大约 50 亿人，ABPA 的发病率为 2.5%。重症哮喘与真菌过敏相关，更易导致死亡。真菌过敏的相关性和诊断方法的改进，以及全球气候变化可能会增加真菌致敏和过敏性诊断。在过去的 10 年中，WHO/IUIS 批准的过敏原总数增加了 44.75%（从 753 种增加到 1095 种）。在此期间，真菌过敏原的代表性下降了 3%，而属于其他类型的过敏原的数量增加了 3%。

由于我国国土幅员辽阔，过敏原地域分布差异很大。南方就是以尘螨、霉菌、蟑螂等常年过敏原为主。因此，南方地区的人群在日常生活中也需要更加注重真菌过敏方面的防治措施。

二、真菌过敏基础知识

（一）真菌过敏原

1.常见的致敏性真菌有链格孢属、分枝孢子菌属、交链孢霉属、芽枝孢属、曲霉菌属类（烟曲霉、发癣菌、马拉色霉菌）、青霉属、镰刀菌属、酵母菌、柄锈菌属、黑粉菌属、蠕孢菌属和酵母属等。其中曲霉菌可引起过敏性支气管肺曲霉菌病（ABPA），交链孢霉菌和青霉菌可诱发过敏性哮喘。

2. 室内真菌浓度往往与室外孢子负荷相关，室外孢子可通过窗户或门进入室内。真菌亦可生长在室内潮湿的地方。真菌生长受湿度、温度、通风情况，宠物猫、狗，地毯，植物及可利用的营养成分等因素的影响。

3. 真菌过敏原检测：确定真菌过敏可做变应原皮肤点刺试验，点刺试验阳性结果的准确率为50%～60%，准确率取决于试剂的品质和制造商的资质、试剂中变应原提取物的效力及对结果的合理解释。阴性结果的准确度是95%。

（二）真菌过敏的临床表现

真菌过敏不受年龄限制，从4个月到77岁均有报道。小儿真菌过敏比花粉过敏更常见。一些真菌变应性哮喘患者可最终发展成为慢性阻塞性肺气肿和肺心病，丧失劳动力。多数真菌过敏患者表现为支气管哮喘，或鼻－鼻窦炎，或鼻炎合并哮喘，或鼻－鼻窦炎合并哮喘，少数患者表现为单纯性变应性鼻炎，极少数人兼有皮肤过敏性症状。

1. 真菌变应性鼻炎：患者会出现鼻痒、鼻塞、流清水样鼻涕、阵发性打喷嚏等症状。

2. 真菌变应性哮喘：哮喘是真菌过敏的主要临床表现，常与真菌变应性鼻炎症状同时存在。多数患者起病时即有典型的支气管哮喘症状，鼻部症状有些与哮喘同时出现，也有部分在哮喘发作一定时间之后出现。出现哮喘、喘息加重、胸闷、咳嗽、浓痰，还可能伴有发热、咯血、呼吸困难和缺氧等情况。

3. 过敏性支气管肺曲霉菌病（ABPA）：是过敏性气道疾病中最具特征性的疾病，其临床症状主要为：发热、咳嗽、咯血、棕色或墨绿色浓痰、头痛、胸痛、腹痛、全身不适等。

4. 真菌过敏性皮炎：多见于儿童，表现为每年雨季出现皮疹、风团疹、红肿、皮肤瘙痒，皮损好发于暴露部位，常呈对称分布，以四肢和头颈部皮肤多见。常与哮喘和鼻炎症状共存。

5.真菌接触性皮炎：多见于接触附有大量真菌的麦秆、稻草及其他经腐殖的枯枝、残叶、瓜果、蔬菜等真菌沾染物后引起。表现为麦收或秋收时节接触某种作物后引起全身皮疹、瘙痒、灼热、刺激感等症状。皮损多见于四肢、头面、前胸等接触部位。

三、实验室和其他检查

（一）过敏原检测

1.皮肤点刺试验：吸入物变应原（真菌）。目前大部分医院没有检测的皮肤点刺试剂。血清检测可以做特殊变应原（混合真菌）检测。

2.血清特异性 IgE 检测。

3.体外特异性 IgE 抗体检测。

（二）其他辅助检查

1.嗜酸性粒细胞计数：指外周血、局部体液（鼻分泌物、诱导痰等）或胃肠黏膜组织中嗜酸性粒细胞（EOS）增高可辅助诊断过敏性疾病。过敏性疾病患者外周血 EOS 常大于 0.5×10^9/L。过敏性哮喘患者诱导痰 EOS 计数大于 3%，提示存在 EOS 性气道炎症。

2.肺功能检测：临床上可通过支气管舒张试验、呼气峰值流量变异率和支气管激发试验来反映可变性气流受限。肺通气功能指标 FEV_1 和呼气流量峰值（peak expiratory flow, PEF）可反映气道阻塞的严重程度，是客观判断哮喘病情最常用的评估指标。峰流速仪携带方便、操作简单，哮喘患者可以居家自我监测 PEF，根据监测结果及时调整用药。

3.FeNO：被认为是气道 2 型炎症的生物标志物，不仅能反映气道炎症水平，还能预测糖皮质激素及 2 型炎症相关单克隆抗体的治疗效果、评估抗炎效果、预测急性加重，而且有快速、无创、便捷的优点。鼻呼出气 NO 与 FeNO 分别反映上气道与下气道炎症，低流速与高流速的 FeNO 则可分别反映大气道（气管、支气管）炎症与小气道（肺泡或腺泡区）炎症。哮喘未控制时 FeNO 升高，糖皮质激素治疗后 FeNO 降低。哮喘患者可进行连续的动态监测。

四、诊断依据

真菌过敏可使用变应原皮肤点刺和血清特异性 IgE 的检测等方法。病史对真菌变态反应的诊断有很大价值，从患者的生活环境、职业性接触物、本人和家族的特应性情况，可以初步判定患者是否存在着发生真菌变态反应的条件。患者所在地区真菌季节性分布的调查可提供有关致敏真菌的重要线索，必要时还应到患者的居室、工作环境等取样做真菌分析，以了解患者所能接触到的真菌类别和数量。根据需求做皮肤活组织病理检查。

五、真菌过敏的日常管理

（一）环境控制

1. 降低室内湿度

最适宜的室内温度是 18～21℃，最适宜的相对湿度是 30%～50%。过高的湿度可促使真菌繁殖，对呼吸系统变态反应病患者不利；过低的湿度可使尘土和其他颗粒物质飞扬，并使呼吸道黏膜干燥，可能更为不利。一般认为，居室相对湿度以保持在 50% 左右为宜。为了制止真菌繁殖，湿度过高时可用除湿器。高度敏感的患者在发病时可用空气过滤装置以除去空气中包括真菌在内的颗粒物质。

2. 室内通风对流

保持住房干燥、洁净，开窗通风、对流，打开排气扇或抽湿机，定期清洗或清除容易繁殖霉菌的家庭设施，用干燥剂等除湿防霉等。空调能够减小室内湿度从而抑制真菌生长。此外，目前一些家庭用空气过滤器可以滤掉直径超过

2 微米的颗粒，包括部分真菌过敏原，如较大的真菌丝及孢子。特异性个体和（或）免疫反应显著低下时，避免进入地窖、暖房、仓库、储藏室、书库等久闭不用的房间。

3. 做好环境卫生

及时清理供热和空调系统管道积水；定期清洁与除尘，可用清水、普通肥皂水或煤酚皂（来苏水）溶液，清洗地面、墙壁和家具、空调过滤网。有效的清洗可以除去大部分真菌；住房中除去地毯、厚重的窗帘、陈旧的枕芯，垫料，卧室中不放粮食、花草，不存放杂物，不放置湿布、拖帚。

（二）个人防护措施

1. 出门佩戴口罩：养成出门佩戴口罩的习惯。

2. 不要吃过夜食物或放置时间过长的食物，避免进食引起过敏的食用真菌。

3. 不饲养宠物。

4. 减少接触腐烂潮湿的物质如：腐烂的植物残骸、谷物和腐烂的水果。

5. 避免接触潮湿、滋生霉菌的环境，梅雨季节减少外出等可以预防霉菌致敏。此外，远距离迁徙或移居也是良好的环境控制措施。

（三）药物治疗

1. 抗真菌药物：去除致敏真菌，根据病情使用抗真菌药物治疗。

2. 局部用药：对症治疗。

3. 系统性治疗：抗组胺药物治疗，严重时使用糖皮质激素联合抗真菌药物治疗。

（四）免疫治疗

1. 生物制剂：近来有一些关于奥马珠单抗、度普利尤单抗等生物制剂治疗的研究，可有效提高患者的生活质量。

2.脱敏治疗：依据真菌的种类可考虑进行真菌脱敏治疗，脱敏治疗可有效减轻过敏症状和减少药物使用。

（五）心理支持与健康教育

1.真菌过敏患者的心理调适

做好心理疏导，保持良好心态，积极接受治疗，寻找过敏原，大部分患者经过正规治疗后，症状可以缓解，但再次接触过敏原会引起复发。若不及时接受正规治疗，不明确真菌过敏原，可能会引发更严重的过敏反应，由局部过敏，发展为全身性过敏。若引发支气管痉挛、呼吸困难、过敏性休克等严重过敏现象，会对患者的生命造成威胁。

2.健康教育与宣传

目前还没有治愈真菌过敏的办法，最好的防护措施是减少导致过敏症状的真菌暴露，远离危险的环境因素。外出戴口罩，避免吸入气传真菌；避免进入可能存在大量真菌的地方，如地下室、储藏室、仓库等。避免食用引起过敏的食用真菌；不吃过夜食物或放置时间较长的食物。保持室内环境卫生，经常打扫房间、墙角，避免产生霉斑；梅雨季节尽量保持室内干燥。尽量不在住房中使用地毯、过厚的窗帘、壁挂等家居用品，卧室中不存放食物、不摆放花草。对冰箱、空调、冰柜出气口等适宜真菌生长的地方需要经常打扫、更换。避免居住在阴暗潮湿、不通风、没有阳光的地方。可以根据自己的情况适当运动，如跑步、游泳、太极拳、八段锦等，增强体质，提高对抗真菌过敏原的抵抗力。建议每周运动 3～5 次，每次 30 分钟。

参考文献

[1] 关凯，王良录.真菌变态反应研究进展 [J].中华临床免疫和变态反应杂志，2007，1（1）：83-89.

[2] 王子熹，崔乐，李丽莎.中国医师协会变态反应医师分会 2021 年会纪实 [J]，中华临床免疫和变态反应杂志，2022，16（1）：90-100.

[3] 刘光辉.临床变态反应学 [M].北京：人民卫生出版社，2014.

[4] 蔡姣.住宅室内潮湿和真菌时空暴露健康效应及控制策略追踪研究 [D].重庆：重庆大学，2021.

[5] 唐文革，张勇，周维康，等.室内主要环境过敏原检测与处理专家共识 [J].环境影响评价，2022，44（5）：29-36.

[6] ABEL-FERNÁNDEZ E, FERNÁNDEZ-CALDAS E. Allergytofungi: Advances in the understanding off ungal allergens[J]. Mol Immunol, 2023, 163：216-223.

[7] WANG W, HUANG X, CHEN Z, et al. Prevalence and trends of sensitisation to aeroallergens in patients with allergic rhinitis in Guangzhou, China: a 10-year retrospective study[J]. BMJ Open, 2016, 6（5）: e11085.

[8] SANTOS A F, ALPAN O, HOFFMANN H J.Basophil activation test：mechanisms and considerations for use in clinical trials and clinical practice[J]. Allergy, 2021, 76（8）: 2420-2432.

[9] 中华医学会呼吸病学分会哮喘学组.支气管哮喘防治指南(2020 年版) [J].中华结核和呼吸杂志，2020，43（12）：1023-1048.

[10] 中国医药教育协会慢性气道疾病专业委员会，中国哮喘联盟.呼出气一氧化氮检测及其在气道疾病诊治中应用的中国专家共识 [J].中华医学杂志，2021，101（38）：3092-3114.

[11] 中华医学会儿科学分会呼吸学组哮喘协作组.儿童呼出气一氧化氮检测及临床应用专家共识(2021 版)[J].中华实用儿科临床杂志,2021,36（6）：417-423.

[12] 北京医学会过敏变态反应学分会.过敏性疾病诊治和预防专家共识（Ⅰ）[J].中华预防医学杂志，2022，56（10）：1387-1394.

[13] 北京医学会过敏变态反应学分会.过敏性疾病诊治和预防专家共识（Ⅱ）[J].中华预防医学杂志，2022，56（11）：1527-1539.

第四节　尘螨过敏的日常管理

一、概述

尘螨过敏是指对常见于家庭灰尘中的尘螨过敏原的一种反应，与多种过敏性疾病相关，尘螨可诱发各种过敏性疾病，包括变应性鼻炎、过敏性哮喘、结膜炎、湿疹及荨麻疹等。针对其引起的疾病，最佳治疗策略是首先避免接触过敏原，然后再配合药物治疗和过敏原免疫疗法。

大约在 1920 年，人们首次发现屋尘是一种过敏原。1967 年，Voorhorst 等人发现屋尘螨（dermatophagoides pteronyssinus）是导致屋尘过敏的致敏原。屋尘螨无处不在，在世界各地都有发现。尘螨过敏是一种常见的过敏形式，对全球绝大多数地区有严重影响。美国约 2000 万人患有尘螨过敏，在德国等地区，每四个人中就有一个受到尘螨过敏的影响。我国尘螨分布整体呈南多北少、东多西少的趋势，以华南地区分布最多。华南地区温暖潮湿的环境为尘螨的生存繁殖提供良好条件，使得尘螨成为该地区最为常见、最为严重的室内过敏原。我国的一项研究发现，与西部和北部相比，南部地区家庭环境中尘螨的暴露浓度高 50 倍，西部、北部和南部地区家庭尘螨的致敏率分别为 40% 和 80%，这提示尘螨环境暴露与致敏存在显著相关性。我国约 52% 的过敏患者屋尘螨（Derp1）过敏原检测阳性，在广东地区甚至高达 85%。以屋尘螨为过敏原的过敏性鼻炎和哮喘等特应性疾病的发病率不断上升。

二、尘螨过敏基础知识

尘螨属于节肢动物门，蛛形纲，形态为卵圆形、0.3～0.4 毫米大小的微生物。尘螨主要以人类和动物脱落的皮屑和细胞为食，偏好温暖潮湿的环境，温度 20～25 摄氏度、相对湿度 70%～75% 是最适合尘螨生长的条件。所以在室内的生活环境中，只要温度和湿度适宜，尘螨就会大量繁殖。

室内尘螨是室内空气过敏原的主要来源。尘螨的可致敏物质很多，包括螨的排泄物中所含的酶、螨蜕皮过程中产生的皮屑、螨的唾液或腺体分泌物、螨尸体分解时产生的可溶性蛋白等，均具有强致敏性，这些过敏原可随空气流动飘浮于空气中 10～20 分钟。当机体吸入或接触上述物质后，可通过 Th2 辅助细胞活化 B 细胞，产生 IgE 抗体，并引起过敏反应。

迄今为止，已发现 24 种与屋尘螨相关的过敏原。97% 的尘螨过敏患者对过敏原 Derp1 敏感。Derp11 最常与特应性皮炎相关。最近发现 70% 的尘螨过敏者对 Derp23 过敏原敏感。

三、实验室和其他检查

（一）皮肤点刺试验（skin prick test, SPT）

皮肤点刺试验是确定过敏性疾病病因的重要方法。因简单方便、快速灵敏、价格便宜等特点，是临床上最常用的体内检测方法。尘螨变应原 SPT 在应用于诊断尘螨过敏时具有较高的准确性和令人满意的诊断价值，可有效诊断尘螨过敏。

（二）血清特异性 IgE 检测

血清特异性 IgE 检测包括血清总 IgE 和特异性 IgE 检测，有助于评估过敏反应的严重程度和过敏原特异性。通常，血清 sIgE 水平越高，对相应过敏原发生过敏反应的可能性越大，但并不能反映症状的严重程度。与 SPT 相同，血清 sIgE 阳性仅代表致敏状态而不一定出现过敏的临床表现，需要结合临床病史和体征进行全面的诊断评估。

（三）尘螨过敏原组分检测

尘螨组分特异性抗体 IgE 检测可提示尘螨过敏风险（9 种组分的必要性）、交叉反应、筛选适合进行脱敏治疗的患者、提示脱敏治疗不良反应风险。

尘螨组分特异性抗体 IgG4 检测可用来监测 sIgG4 浓度变化，作为一项客观辅助指标，结合其他评分手段对尘螨脱敏效果进行评估。

四、诊断依据

可疑尘螨过敏性疾病时，应结合病史、体格检查和过敏原检测结果进行综合分析。过敏原检测可分为两类：（1）体内过敏原检测，包括皮肤点刺试验、皮内试验、斑贴试验、过敏原激发试验；（2）体外过敏原检测，包括 sIgE 检测、总 IgE 检测、尘螨过敏原组分检测等。

五、尘螨过敏的日常管理

过敏性疾病的治疗需要防治结合、四位一体，分别是环境控制避免或减少过敏原，过敏原疫苗脱敏治疗，药物治疗和患者健康教育。尘螨过敏最有效的干预措施是一级预防，即避免过敏原，或降低螨过敏原的水平。

（一）环境控制

环境控制可对过敏性疾病进行预防和对因治疗，应作为过敏性疾病防治的首选。尘螨是室内主要过敏原之一，室内温湿度可显著影响其生长繁殖，生存的最佳温度为 25℃，相对湿度为 55%～75%。床上用品、室内地毯和布艺家装是螨虫最容易滋生的三个地方，其他常见于织布座椅、布艺沙发、被褥毛绒玩具、窗帘等处。同时，尘螨过敏原主要存在排泄物和组织碎片，杀死尘螨虫后，须将尘螨尸体、排泄物等有效清除，才能真正达到尘螨环境控制的目的。具体可有以下措施进行室内尘螨防控：

1.降低室内湿度：控制目标是保持在 50% 以下，可采取一系列措施，包括加强室内通风、使用便携式或固定式的除湿机、机械通风等。

2. 床上用品的正确选择与使用：合理选择防螨床上用品可有效降低尘螨过敏原浓度。床垫、枕头同样是尘螨的高浓度区域，使用防尘螨的织物将床垫、枕芯、被套包裹住；不建议过敏患者睡上下铺，若需要睡，则优先睡在上铺，且上下两个床垫均使用防螨床罩。

3. 正确的除螨措施：推荐使用物理方式进行杀螨，如冷冻、加热等方式，冷冻可以杀死尘螨，但不能消除过敏原；加热至60℃以上，可杀死尘螨及卵；高温度低湿度可使尘螨脱水达到杀灭的目的；定期使用配备有高效空气过滤滤网的吸尘器进行吸尘，吸尘点位包括软垫家具、床上用品、地毯等，吸尘器并不能去除所有活螨，但是可以清除粪便颗粒中的螨过敏原。

（二）个人防护措施

1. 卫生清洁时佩戴口罩：尘螨过敏原在空气流动、依附物品产生振动时，会飘散在空气中，15～20分钟后落下。在家庭环境清洁过程中，应注意佩戴口罩，避免尘螨过敏原进入呼吸道产生过敏反应。

2. 勤换洗衣物与床上用品：建议每周清洗床上用品，以减少尘螨数量和过敏原水平。清洗这个过程本身，就可以去除大部分的尘螨。多项实验室研究表明，对于混合衣物，常温水洗涤后晾干，可去除80%的尘螨，外出衣物尽量不要放在床上。

（三）药物治疗

过敏性疾病的治疗是长期管理的过程，疾病的管理需要院前、院内和院后的无缝隙闭环链接。抗过敏药物可以控制过敏性疾病的症状，但停药后很快复发。故应规范应用抗过敏药物如糖皮质激素、抗组胺药、白三烯受体拮抗剂、抗胆碱能药等。上呼吸道过敏性疾病可采用局部鼻用糖皮质激素、鼻用抗组胺药、鼻用抗胆碱能药、鼻用色酮药等。以上药物须正规就医后，按医嘱服用。

（四）免疫治疗（详见第三章：特异性免疫治疗的护理）

六、健康教育

1. 保持室内清洁，定期更换和清洗床上用品，控制室内湿度在 50% 以下。

2. 选择防尘螨的床上用品，避免使用地毯和毛绒玩具。

3. 注意个人卫生，勤洗澡、换洗衣物。

4. 饮食调整，摄入富含维生素的食物，避免过敏食物。

5. 保持规律作息，适当锻炼，心理调节。

6. 症状严重时应就医，接受专业治疗和药物缓解。

参考文献

[1] WANG W, WANG J, SONG G, et al. Environmental and sensitization variations among asthma and/or rhinitis patients between 2008 and 2018 in China[J/OL]. Clinical and Translational Allergy, 2022, 12（2）: e12116.

[2] 廖陈喜，黄东明，胡海圣，等 . 广东地区儿童呼吸道过敏性疾病患者过敏原特异性 IgE 抗体检测的研究 [J/OL]. 中华预防医学杂志，2021，55（05）: 613−619.

[3] 中国过敏性鼻炎研究协作组 . 过敏性鼻炎皮下免疫治疗的临床操作规范 [J]. 中国耳鼻咽喉头颈外科，2018，25（1）: 1−12.

[4] BARON-BODO V, BATARD T, NGUYEN H, et al. Absence of IgE neosensitization in house dust mite allergic patients following sublingual immunotherapy[J]. Clin Exp Allergy, 2012, 42（10）: 1510−1518.

[5] WANG D H, CHEN L, CHENG L, et al. Fast onset of action of sublingual immunotherapy in house dust mite-induced allergic rhinitis: a multicenter, randomized, double-blind, placebo-controlled trial[J]. Laryngoscope, 2013, 123

（6）：1334-1340.

[6] ARLIAN L G, VYSZENSKI-MOHER D L, MORGAN M S. Mite and mite allergen removal during machine washing of laundry[J]. Journal of Allergy and Clinical Immunology, 2003, 111（6）：1269-1273.

[7] KORSGAARD J. Preventive Measuresin Mite Asthma: A Controlled Trial[J].Allergy, 1983, 38（2）：93-102.

[8] ZUIANI C, CUSTOVIC A.Update on House Dust Mite Allergen Avoidance Measures for Asthma[J]. Curr Allergy Asthma Rep, 2020, 20（9）：50.

第五节　宠物过敏日常管理

一、概述

宠物过敏是指宠物身上的某些蛋白质（称为过敏原）引起机体免疫系统的过度反应。根据 2021 年中国宠物行业白皮书报告，饲养宠物的家庭越来越多，人们长期暴露于宠物变应原的机会显著增加，导致人群中宠物过敏患者显著增多。宠物皮屑尤其是哺乳类动物皮屑过敏成为气道过敏性疾病的常见原因。我国城镇家庭中有 59.5% 饲养猫，51.7% 饲养狗，对猫、狗变应原过敏的患者是宠物过敏的主要人群。本文主要讲述猫、狗皮毛屑过敏患者的日常管理。

国外研究显示，北欧国家猫毛皮屑过敏的发病率高达 15%，4 岁和 16 岁哮喘患者的猫变应原致敏率分别为 6.4% 和 19%，而 4～16 岁哮喘患者的狗变应原致敏率由 4.8% 升至 22.6%。美国 6 岁以上人群的猫、狗变应原致敏率分别为 12.1%、11.8%。我国尚缺乏基于人群的流行病学调查，国内学者对我国可疑过敏患者进行猫、狗血清特异性 IgE 检测的分析发现，猫和狗变应原的致敏率为 5.81% 和 4.46%；气道过敏性疾病患者皮肤点刺试验，狗和猫变应原阳性检出率分别为 14% 和 10.3%，宠物类变应原血清特异性 IgE 的阳性检出率为 12.2%～27%。宠物变应原致敏在不同年龄个体的致敏率不同，随着年龄的增长，猫、狗变应原同时对儿童致敏的比例上升。夏季猫毛皮屑和狗毛皮屑过敏的发生率最高，春季次之，冬季最低，与当地猫毛和狗毛的掉落季节规律相符。

二、宠物过敏基础知识

（一）宠物过敏原

1. 宠物过敏原的成分

猫毛皮屑和狗毛皮屑是猫、狗唾液腺和皮脂腺分泌的一种特殊蛋白质，宠物毛发本身并不引起过敏。目前已发现的猫变应原组分有 8 种，分别为 Feld1 至 Feld8，Feld1 为一种分泌球蛋白，是猫的主要变应原组分（致敏率≥50%，即过敏人群中 50% 以上的个体对此变应原组分产生 IgE 抗体），由猫的唾液腺和皮脂腺产生，在唾液中浓度最高，其次为泪腺和肛门腺，在猫变应原致敏的人群中，Feld1 的致敏率高达 90%。狗变应原组分亦有 8 种，分别为 Canf1 至 Canf8，Canf1 来源于狗舌上皮，存在于唾液和皮肤中，是最主要的变应原组分，与 Canf2、4、6 均属于脂蛋白家族成员。Canf2 来源于腮腺，在唾液和皮屑中含量较高。

2. 变应原暴露途径

哺乳动物变应原主要存在于动物的皮屑、唾液和尿液等。唾液中的变应原主要以宠物梳理或舔舐毛发的方式附着在毛发中，伴随毛发和皮屑一起脱落至环境中；尿液中的变应原则直接排泄至环境中。这些变应原组分或颗粒长时间悬浮在空气中易于吸入，从而导致呼吸道致敏。猫变应原更容易黏附在织物、地毯和软垫等物品表面，从而通过衣服或其他物品从有猫家庭的人员传播给他人。

宠物变应原暴露分为直接暴露和间接暴露，家中饲养宠物或时常到访宠物饲养的地点为直接暴露，接触宠物饲养者为间接暴露。由于宠物变应原为室内气传变应原，过敏反应通常发生于室内暴露，且室内发生后病情较室外严重。

3. 宠物过敏原与过敏反应的关系

宠物变应原致敏过程主要为 IgE 介导的 I 型变态反应，猫毛皮屑和狗毛皮屑进入机体，由巨噬细胞和 T 淋巴细胞传递，刺激 B 淋巴细胞合成特异性 IgE，并与肥大细胞和嗜碱粒细胞表面高亲和力的 IgE 受体结合，当机体再次接触宠物，该变应原与肥大细胞和嗜碱粒细胞表面高亲和力的 IgE 交联，从而使肥大细胞脱颗粒，合成并释放出组胺、5- 羟色胺等生物活性物质，导致血管通透性增加、黏液分泌增加、平滑肌收缩和炎性细胞浸润，从而引起变应性鼻炎、支气管哮喘等一系列气道过敏性疾病。

（二）宠物过敏的临床表现

宠物过敏的症状有轻度、中度和重度之分，具体取决于个人的敏感度和接触程度。这些症状可能在接触后几分钟内开始出现，也可能会延迟出现（晚期反应），主要为鼻部症状，如喷嚏、流涕、鼻痒、鼻塞，或伴眼部症状，如眼痒、流泪、结膜水肿，眼部症状和鼻部症状常同时出现；皮肤则表现为瘙痒、荨麻疹症状、特应性皮炎症状等。在少数情况下，宠物过敏可导致严重过敏反应。

三、实验室和其他检查

目前，临床采用宠物皮屑的粗提取物进行猫狗变应原检测，主要检测方法包括皮肤点刺试验和血清 IgE（包括特异性 IgE 和总 IgE 检测）。随着科学技术进步，利用纯化的天然或重组变应原分子（变应原组分）代替变应原粗提取物，并在分子水平上辨别患者致敏特征的新型分子诊断技术也已逐步应用于临床。

四、诊断依据

综合患者典型症状、体征、变应原检测结果和药物治疗反应，对宠物过敏做出临床诊断。

五、宠物过敏的日常管理

（一）规避变应原

规避变应原是预防过敏的第一道防线，规避变应原是指在怀疑或明确变应原后，尽量避免与变应原的直接或间接接触。

1. 避免在室内养宠物

室内宠物是变应原的常见来源，对于动物源性的变应原，最有效的控制措施是劝告患者或其家庭不要在室内饲养宠物，尽可能将宠物放在室外，并始终远离卧室。若将宠物限制在室内某一区域，变应原的来源仍留在室内，并不能减少室内变应原浓度。在室外饲养宠物可有效降低室内大颗粒变应原的浓度，但即使移到室外，变应原仍会持续存在数周或数月，因为动物变应原（尤其是猫变应原）很容易附着在衣物上，或附着在体积较小的颗粒上，沉降缓慢，而长期存留于空气中。有研究报道，即使移除家中的猫，也需要长达20周的时间，室内Feld1的量方能降低至无猫家庭的水平。

2. 环境清洁

环境清洁可减少空气和环境中的变应原数量，不要让宠物坐在或睡在沙发、靠垫或床上，以免变应原大量蓄积在地毯、沙发和床垫上，尽量避免使用地毯及毛绒玩具等，以免将宠物变应原吸附在纤维中。定期清洗室内织物如床上用品、窗帘及宠物的生活用品，可使用超高温蒸汽清洗，有可能破坏变应原，使其不再引起症状。保持居家良好通风，及时清理和打扫房间，经常用湿布对家具和地板进行除尘，或定期用吸尘器吸尘，使用带有高效微粒空气过滤器或双层微型过滤袋的吸尘器可防止宠物皮屑漏出。

3. 个人防护

尽可能避免接触宠物及宠物周围环境，避免抚摸、拥抱和亲吻宠物，接触宠物或被宠物舔后洗手，必要时洗澡或更换衣物。公共环境中因携带宠物变应原的人员流动，亦可检出变应原，可按需戴口罩减少变应原吸入。

4. 给宠物洗澡

定期为宠物清洗和梳理毛发，可减少变应原脱落，研究显示在给猫洗澡之后，空气中的变应原只需 1～3 日就可恢复到洗澡前的水平，每周 2～3 次给猫洗澡有助于减少环境中变应原。

5. 空气过滤器

使用配有高效微粒空气过滤器的室内空气净化器，并定期更换滤芯，可减少空气中变应原的浓度，但室内空气净化器应在移除蓄积有变应原的地毯、沙发和床垫等之后再使用，以免净化器产生的气流导致空气中的变应原量增加。

6. "低变应原性" 动物

有研究显示在猫粮中加入针对 Feld1 的多克隆抗体可减少宠物猫排出的变应原，或通过 Feld1 基因敲除繁殖出 Feld1 水平较低的猫，或通过疫苗接种让猫对自身内源性 Feld1 产生免疫从而减少分泌变应原的量，但效果仍需临床证实。

（二）药物治疗

药物对症治疗可有效抑制炎症反应、改善临床症状、减少疾病发作。常用药物包括糖皮质激素、支气管扩张剂及抗过敏药物如抗组胺 H_1 受体药物和白三烯受体拮抗剂等。

（三）变应原特异性免疫治疗

变应原特异性免疫治疗能够使 IgE 介导的过敏性疾病患者产生对变应原的耐受性，主要有舌下含服和皮下注射脱敏治疗两种给药途径，具体见本书舌下含服脱敏治疗和皮下注射脱敏治疗章节。

（四）心理支持与健康教育

目前关于幼年时期养宠物对后期发生过敏性疾病的影响存在争议，不建议单纯为了降低孩子患过敏性疾病的风险而养或弃养宠物。对于患有鼻炎或哮喘的患者，应实施过敏评估，完善相关检查，以确定患者是否会对该宠物致敏。确定对宠物过敏患者，可通过减少环境中的过敏原负荷，必要时结合药物治疗和过敏原免疫疗法改善临床症状、减少疾病发作。

参考文献

[1] 邱晨, 薛仁杰, 田曼. 宠物过敏原与儿童气道过敏性疾病的关系 [J]. 医学综述, 2019, 25（13）: 2520-2524.

[2] 李昭燕, 高江, 郭时惠, 等. 猫过敏原检测方法与控制措施的研究进展 [J]. 畜牧兽医学报, 2023, 54（06）: 2272-2279.

[3] SPARKES A H. Human allergy to cats: A review for veterinarians on prevalence, causes, symptoms and controll[J]. J Feline Med Surg, 2022, 24（1）: 31-42.

[4] BARRY KAY A, KAPLAN A P, BOUSQUET J, et al. Allergy and Allergic Diseases[M]. Volume 1, Second Edition. UK, Wiley, 2008, 997-1122.

[5] 周迎迎, 熊实秋, 刘传合. 宠物变应原及相关过敏性疾病诊治的新进展 [J]. 中华预防医学杂志, 2023, 57（9）: 1342-1347.

第六节　药物过敏日常管理

一、概述

药物正常使用出现的有害的和与用药目的无关的反应，称为药物不良反应。它通常分为 A 类药物不良反应和 B 类药物超敏反应，药物过敏属于 B 类药物超敏反应中具有明确的免疫学机制特征的一类。WHO 把它定义为药物正常使用出现不可预测的、与用药剂量无关的、有害和意外的反应。药物过敏主要为皮肤表现，随着临床上的药物种类不断增加与频繁用药而产生，症状发作时可以累及一种或全身多器官，严重时可造成多器官损伤或多系统功能障碍而导致死亡。

根据医疗机构流行病学调查，全球 10%～20% 的患者在医疗中发生过药物不良反应，而其中经证实的药物过敏反应发生率在 8% 以上，住院患者发生药物反应（系统型和皮肤型）的死亡率为 0.1%～0.3%。药物过敏发病率随着新药的研发，尤其合成化学药物逐渐代替天然药物，还有社会的进步和医疗卫生事业的发展而增加，同时医学对药物过敏的认识逐步提高，减少了漏诊和误诊的概率，都使药物变态反应的发生率呈增长的趋势。

二、药物过敏基础知识

（一）药物过敏原

1. 常见的致敏药物包括抗生素类（青霉素、头孢菌素、磺胺类、氟喹诺酮类、大环类酯类等）、非甾体消炎药、化疗药物、免疫抑制剂、生物制剂、赋形剂、局麻及麻醉药、皮肤消毒剂（氯己定过敏）、造影剂、中药（注射制剂为主）等。

2.药物过敏反应按照临床症状和潜在免疫机制之间的联系，被分为四大类。

（1）Ⅰ型药物过敏反应（1gE 介导的药物过敏反应）：荨麻疹型，血管性水肿。这一类通常为典型速发型超敏反应，表现为荨麻疹、严重过敏反应和哮喘。

（2）Ⅱ型药物过敏反应（过敏反应药物诱导的细胞毒反应）：药物引起的血小板减少性紫癜。主要发生的临床症状为外周血细胞异常表现。

（3）Ⅲ型药物过敏反应（免疫复合物依赖的药物反应）：血管炎，血清病，某些类型的荨麻疹。主要表现为血管炎。

（4）Ⅳ型药物过敏反应（细胞介导的药物反应）：发疹性，固定性和扁平苔藓样药疹，以及 Stevens-Johnson 综合征（SJS）和中毒性表皮松解型药疹（TEN）。由于 T 细胞诱导产生的细胞因子不同，导致Ⅳ型超敏反应也出现不同疾病表现。因此，此型细分为Ⅳa 型、Ⅳb 型和Ⅳc 型反应，它们分别对应于 Th1、Th2 和 CD^8T 细胞毒性反应。

（二）药物过敏的临床表现

由于药物过敏反应的发生机制分类较为复杂，目前主要根据临床上出现的反应时间作为标准，分为速发型和迟发型超敏反应。

1.速发型药物超敏反应：主要是由 IgE 介导的 Ⅰ型超敏反应，用药后到症状发作的时间间隔在 1～6 小时内，部分患者可即刻发生，半小时内达到高峰。主要表现为荨麻疹、血管性水肿、喉头水肿、鼻炎、结膜炎，支气管痉挛、哮喘、胃肠道的症状、严重过敏反应及过敏性休克（多器官累积）。

2.迟发型药物超敏反应：主要由 T 细胞介导，迟发型超敏反应的症状发作时间通常是用药后 6 小时到数天，甚至数月之内出现，全身损害通常在用药后的 2 天以上出现，主要在第 8～11 天，偶尔在停药后 2～3 天持续存在。临床上主要表现为多形红斑或皮疹，例如：延迟性荨麻疹、斑丘疹、固定性药疹、血管炎、中毒性表皮坏死松解症（TEN）、重症多形性红斑（SJS）、药物超敏综合征（DHS）等。皮肤以外的其他系统性损害可单独受损或者伴随着皮肤的症状，包括肝肾功能的损伤、中性粒细胞减少症、血小板减少症等。

三、实验室和其他检查

药物过敏的诊断主要包括体内诊断、体外诊断和药物激发试验。其中，药物点刺/皮内试验是临床上最常用的检测方法；药物特异性 IgE 检测是最常见的速发型药物过敏反应体外诊断方法；药物斑贴试验是诊断迟发型药物过敏反应的诊断方法；一些新的体外诊断方法包括嗜碱性粒细胞活化实验、药物特异性淋巴细胞增殖/活化试验、ELISA 方法/流式细胞技术/ELISpot 方法检测药物诱导的相关细胞因子也显示出较高的特异性，但仍在研究阶段。药物易感基因型的检测可用于严重药物过敏反应的用药预警。药物激发试验用于帮助排除药物过敏和选择替代药物。

（一）药物激发试验（drug provocation test, DPT）

药物激发试验是诊断药物自身诱发药物超敏反应的金标准。DPT 需提供安全试验条件并评估药物激发试验危害，违规药物及其替代品、严重的并发症或者妊娠、试验药物曾发生重度超敏反应的患者禁止进行。

（二）药物相关特异性 IgE 检测和嗜碱性粒细胞活化试验

这类试验的结果需要结合其他具有特异性的结果共同判读。

（三）皮肤试验（skin test）

皮肤试验包括皮肤点刺试验、皮内试验和斑贴试验。不同的皮肤试验方式适用于不同的临床反应类型，原则上皮肤点刺试验仅适用于速发型超敏反应，皮内试验可同时适用于速发型的超敏反应和迟发型超敏反应，而斑贴试验仅适用于迟发型超敏反应。皮肤试验需停用相关影响药物才能进行。

四、诊断依据

（一）病史

患者详细用药情况，用药及症状出现时间的关联，以及伴随症状的变化，处理后的结局等情况。

（二）辅助检查

结合病史，通过标准皮肤试验、可靠的体外试验、药物激发试验协助诊断鉴定致敏药物。

五、药物过敏的日常管理

（一）安全合理用药

1.医生在用药前应详细询问过敏病史，对个人或家庭成员中有变态反应疾病史患者应慎重选择用药，对有药物过敏者，避免再度应用致敏药物及化学结构相似的药物。

2.严格根据适应证使用药物，尽可能减少用药，杜绝滥用药物，以减少药物过敏反应发生的机会。

3.有药物过敏史的患者不宜自行用药，建议患病都应该到医院就诊，由医生处方用药，并主动告诉医生自己过敏的药物名称，以防重复使用而引发再次过敏。

（二）药物过敏预处理

当患者出现药物不良反应并疑似药物过敏时，首先应立即停用疑似致敏的药物，并慎用或不用其他容易致敏及可能有交叉过敏的药物。多饮水，以加速体内药物的排泄。根据患者既往用药史、用药后临床表现、药物种类及性质、基础疾病的病情变化和实验室检查结果，初步评估患者药物不良反应的类型。对于不同类型的药物不良反应，采取不同的方式进行处理。

（三）对于重度超敏反应患者

及早采取有效措施，一般应立即住院治疗。可以考虑在症状完全消失的4～6周后进行详细的药物过敏专项评估。药物过敏专项评估包括药物过敏诊断和药物的再选择。药物过敏诊断结合患者病史、体内诊断、体外诊断来进行。药物的再选择包括药物脱敏和药物筛选。

（四）避免致敏药物的暴露

1. 明确致敏药物：患者需要明确自己的致敏药物，包括对哪些药物过敏或疑似过敏，查阅药物说明书了解药物的特征，包含药物的商品名（通用名）、性质、主要活性成分名、辅料成分名、代谢途径（代谢酶）和不良反应等信息。药物过敏的诊断可以通过医生的病史评估和过敏测试（体内、体外实验）来确定。一旦确定了过敏原，患者就需要避免接触这些药物及与此药结构相似的药物，并确保家庭成员／照护者知晓。

2. 携带警示标识：对药物过敏患者完成药物过敏专项评估后，给患者建立"药物过敏标识卡"（图2-6-1），并告知患者随身携带，在就诊时出示并告知接诊医生，便于接诊医生了解并避免药物再暴露。

A	药物过敏标识卡
推荐使用药物	姓名：　　性别：　　年龄：
药物商品名称：	过敏药物信息
药物成分：	药物商品名称：
推荐依据：过敏病史／皮肤试验／	药物成分：
激发试验／体外试验	

B	
过敏反应表现	药物过敏诊断依据
反应类型：速发型 / 迟发型	诊断依据：过敏病史 / 皮肤试验 /
反应强度：轻 / 中 / 重	激发试验 / 体外试验
临床表现：	诊断日期：
发作日期：	医疗机构：
	操作医师：

图 2-6-1 药物过敏标识卡（A 正面，B 反面）
图片来源：药物过敏诊断和预防方案中国专家共识（2022）

3.在确诊患者过敏的药物后，应筛选出其他安全、可用的、替代致敏药物清单供患者使用，同时还应给患者建立药物过敏专项评估的医疗档案"药物过敏护照"，记录药物过敏专项评估中患者药物过敏病史、体内试验的最终暴露浓度或暴露剂量和患者出现的不良反应，还应包括记录药物筛选或药物脱敏的经过与结果。"药物过敏护照"根据患者药物过敏的现况进行及时更新。

（五）药物再选择

药物再选择是已明确致敏药物对患者基础疾病治疗药物的再选择，包含药物筛选和药物脱敏，旨在为患者提供有效治疗的替代药物。

1.药物的筛选

根据患者过敏史，选择与过敏药物化学结构不相同的未曾引起过敏反应的二线治疗药物，或通过体内试验对新的替代药物进行评估。进行体内试验时需给患者提供安全的试验保障，迟发型重度超敏反应的患者禁止用同类药物进行体内试验，应选取非同类药物进行。对于自制药物或其他无批准文号的药物，一般不建议进行任何体内试验。随着遗传背景研究的进展，基因检测也可为某些药物提供筛选的依据。

2.药物脱敏

药物脱敏治疗须在过敏药物为唯一有效药物，且其他替代药物效果不理想时才考虑。进行药物脱敏治疗需要有安全保障环境和专业医护人员进行监护观察，脱敏前还需对患者进行评估；原则上仅适用于以 IgE 介导的 I 型超敏反应；既往病史中曾出现过严重的迟发型超敏反应的患者不宜进行药物脱敏；对于自身患有严重的基础疾病和（或）生命体征不稳定的患者，应谨慎评估此时药物脱敏对患者的价值。

（六）健康教育

1.确诊药物过敏的患者应随时携带"药物过敏标识卡"，以避免接触和使用致敏药物。

2.避免非医疗性用药：日常生活中有部分加入药物的日用品如牙膏、肥皂、洗发剂、护肤品等，还有添加药物的保健品、食物等，有药物过敏史、患有过敏性疾病和有家族过敏史的患者应尽量避免使用。

3.基础疾病、患者免疫状态、急性感染、患者自身的压力、劳累、剧烈运动、饮酒或紫外线暴露等伴随因素可以导致药物过敏的发生，患者应做好个人管理，保持健康稳定的身体状态。

4.药物脱敏的耐受状态会在数小时至数天内消失。在药物脱敏结束后如再次需要使用此药物，不能在耐受状态消失后直接使用此药物，仍需要进行新一轮的药物脱敏。

5.体内试验结果的时效并非持续终身。注意药物过敏的前驱症状，如发热、瘙痒、轻度红斑、胸闷、气喘、全身不适等症状，如果出现药物过敏反应，应该及时就医，寻求专业的医疗帮助，以便及早发现，及时停药，避免严重反应的发生。

参考文献

[1] 魏庆宇，李全生 . 药物过敏国际共识（2014 版）解读 [J]. 医学与哲学（B），2015，36（07）：31−34+56.

[2] 中华预防医学会过敏病预防与控制专业委员会预防食物药物过敏学组 . 药物过敏诊断和预防方案中国专家共识 [J]. 中华预防医学杂志，2022，56（06）：682−706.

[3] 赵辨 . 中国临床皮肤病学 [M]. 南京：江苏凤凰科学技术出版社，2009：751−760.

[4] 朱学骏等 . 皮肤病学 [M].4 版 . 北京：北京大学医学出版社，2019：387−416.

[5] SADREDDINI H A, STARKEY E S. Drug allergy: diagnosisand management of drug allergy in adults, children and young people; a look at NICE guidance[J]. Arch Dis Child Educ Pract Ed, 2016, 101（5）：239−242.

[6]THONG B Y, VULTAGGIO A, RERKPATTANAPIPAT T, et al. Prevention of Drug Hypersensitivity Reactions: Prescreening and Premedication[J]. J Allergy ClinImmunol Pract, 2021, 9（8）：2958−2966.

[7] 顾有守 . 顾有守皮肤病诊断和治疗精髓 [M]. 广州：广东科技出版社，2009：134−146.

[8] 孔瑞 . 浅谈药物过敏的皮肤表现 [J]. 中华临床免疫和变态反应杂志，2021，15（2）：226−227.

[9] 姚煦 . 药物过敏的实验室检查 [J]. 中国医学文摘皮肤科学，2016,33（6）：723−733.

第三章

特异性免疫治疗护理

第一节　特异性免疫治疗

一、概述

变应原免疫治疗（allergen immunotherapy, AIT），又称为脱敏治疗或变应原特异性免疫治疗（allergen-specific immunotherapy, ASIT），是唯一针对过敏性疾病病因治疗的治疗方法，旨在让患者反复接触逐渐增加剂量的变应原提取物，使机体免疫系统产生对此类变应原的耐受性，降低患者的特异性敏感度，从而减轻或消除症状，控制或减轻过敏症状的一种治疗方法。目前临床常用的AIT方法包括皮下免疫治疗（subcutaneous immunotherapy, SCIT）和舌下免疫治疗（sublingual immunotherapy, SLIT）。

变应原特异性免疫治疗是过敏性疾病特有的病因治疗方法，1998年WHO充分肯定其疗效并指出其"是除避免接触变应原外能够影响过敏性疾病自然进程的唯一治疗手段"。免疫治疗不仅可以缓解症状，亦可通过作用于变态反应的病理生理机制进而影响疾病的自然进程。免疫治疗的目的在于降低患者对致病变应原的敏感度，从而减轻或消除症状；减少或免除对症治疗药物的使用及由此类药物带来的不良反应，降低总治疗费用；阻断过敏进程，预防出现新的致敏变应原，停药后能够长时间维持疗效。

由于 AIT 疗程长、起效慢、症状易反复，良好的治疗依从性对于免疫治疗至关重要。以护士为主导的规范化管理，提供了个体化的健康教育、有效的随访管理、动态的不良反应观察与监测，改善了医患关系，提高了患者依从性、自我管理能力和生活质量。

二、特异性免疫治疗的基础知识

（一）作用机制

AIT 具有不同于药物治疗的独特机制，其通过诱导免疫耐受可以有效控制变态反应的急性期及慢性事件导致的炎症和重塑。特异性免疫治疗具体治疗机制尚未完全明确。

AIT 使得机体不断地接触变应原提取物，免疫系统受到持续刺激后，通过上调调节性 T 淋巴细胞的产生及其白介素 10（IL–10）、转化生长因子 – β（TGF-β）的表达，使机体逐渐对周围环境中的同种变应原产生耐受。在治疗过程中，T 淋巴细胞当中的 Th1 和 Th2 两种淋巴细胞会随着治疗而发生比例的变化。调节性 T 细胞被诱导形成，通过抑制 Th2 细胞因子，Th1 细胞因子参与局部免疫反应，机体 Th1 与 Th2 免疫状态平衡，抑制 IgE 的合成，患者机体炎症反应得以降低，炎性细胞活跃度下降，炎性细胞数量减少，炎症减轻。因此，变应性疾病的自然进程得到纠正和转变。

（二）适应证和禁忌证

为保证 AIT 的有效性和安全性，把握适应证和禁忌证十分重要，在 AIT 启动前应充分评估风险获益比，为患者制订量体裁衣式的个体化方案。

1. 适应证

理论而言，所有因变应原引起 IgE 介导的过敏反应，从而出现临床症状的患者均可接受免疫治疗。临床医生需权衡免疫治疗的利弊而决定是否进行免疫治疗，考虑到直接和间接花费，指南推荐在中重度间歇性或持续性变应性鼻炎或变应性鼻结膜炎患者中应用 AIT。患者对现有药物治疗疗效不佳或担心药物治疗的潜在不良反应而不愿长期药物治疗时也适用于 AIT。AIT 也可用于治疗由某种确定变应原导致的轻度变应性哮喘，即患者哮喘症状已得到控制，一秒用力呼气量＞70％。推荐年龄≥5 岁及≤60 岁患者。

2. 禁忌证

（1）绝对禁忌证：恶性肿瘤患者；严重免疫系统疾病患者；不合作或患有严重精神疾病患者；依从性差，沟通困难，难以接受 AIT 者；有肾上腺使用禁忌者；严重心血管疾病患者；曾出现不明原因过敏性休克者。

（2）相对禁忌证（针对个体的效益大于风险时可以谨慎使用）：部分控制哮喘患者；正在使用（局部或全身）β 受体阻滞剂患者；严重的心血管系统疾病患者，如冠心病；缓解期的系统性自身免疫性疾病或病变局限于器官的患者；严重的精神疾患患者；依从性差的患者；原发性或继发性免疫缺陷患者；发生过针对 AIT 的严重全身反应患者。

3. 特殊人群 AIT

（1）妊娠：在妊娠或计划妊娠期间不推荐开始免疫治疗，在维持治疗阶段应该充分告知患者风险并征得同意再决定是否继续免疫治疗，但是当发生轻微的不安全或免疫治疗并发症时应该终止免疫治疗。

（2）儿童：开始免疫治疗的年龄一般为 5 岁以上，低于 5 岁的患儿要充分考虑疾病的严重性、治疗依从性及风险 / 效益比。

（3）老年人：AIT 没有绝对的年龄上限，但是要充分考虑风险 / 效益比。

AIT 治疗开始前应与患者充分讨论，以确定患者是否愿意并坚持 3～5 年的疗程。如果患者无法理解治疗的利弊、配合程度不足或无法坚持治疗，均不应开始 AIT。

第二节　皮下注射免疫治疗护理

皮下注射免疫治疗（subcutaneous immunotherapy, SCIT）是特异性免疫治疗的主要方式，也是目前国内使用最多的 AIT 给药途径。SCIT 是 AIT 的经典方式，始于 1911 年，至今已有 110 余年的历史。目前我国 SCIT 使用的过敏原制剂有屋尘螨变应原制剂（丹麦，Alk-Abello）、螨变应原注射液（德国默克，Allergopharma）、协和尘螨变应原制剂。适应证为由吸入性变应原诱发、IgE 介导的变态反应性疾病，如过敏性鼻炎、过敏性结膜炎、支气管哮喘。

SCIT 分为起始阶段（剂量累加）和剂量维持阶段，一般需要 3～5 年。SCIT 须根据患者的反应确定剂量，根据既往史和试验反应结果，确定其敏感度。根据剂量累加阶段的不同，可分为常规免疫治疗和加速免疫治疗，后者又可再细分为集群免疫治疗和冲击免疫治疗。

具体增加剂量和间隔时间须根据患者病情做适当调整。起始治疗阶段有以下方案。

常规注射：平均每周注射 1 次，持续约 4 月。

集群疗法：一周注射 2～3 次，持续约 6 周。

冲击疗法：一般每 1～3 小时注射一针，甚至 15～60 分钟注射一针，持续 1～7 天。

维持治疗阶段：螨变应原注射液（德国默克，Allergopharma）平均 4～6 周注射一次，屋尘螨变应原制剂（丹麦，Alk-Abello）平均 6～8 周注射一次，维持至停止治疗。

一、治疗前的准备

1. 过敏原液体的保存

储存温度在 2℃～8℃，不得冷冻至结冰。建议医院内使用标准的药物储存冰箱，每日监测冰箱内温湿度及运转情况，并设专本登记，保障质量。有多种过敏原时，应分层放置，有条件者可分冰箱放置，以免使用时混淆。

2. 患者评估及教育

治疗开始前充分评估患者及其家属的配合能力，详细解释治疗时可能出现的不良反应和注意事项。完善实验室检查：三大常规，生化，肝肾功能，IgG4，sIgE，总 IgE，细胞免疫等；完善心电图，肺功能，胸部 X 光，峰流速、皮肤点刺实验等检查。签署知情同意书，入组建立档案。

（1）护士：评估患者身体情况，是否有发热、咳嗽等不适，是否接触过敏原，是否有其他疫苗治疗，平均 PEF≥80%，前次注射的反应等。备心电监护，床边备急救车，吸氧、吸痰物品，甲强龙、肾上腺素、雾化药物（普米克令舒、特布他林）等急救药品。

（2）患者：充分休息，避免过度劳累、忌大扫除、忌高蛋白饮食。避免空腹注射，预留充足的治疗时间，避免剧烈奔跑、运动，避免紧张。必要时，注射前 1 小时口服抗组胺药物。

3. 变应原提取物的选择和剂量调整

目前国内使用的螨变应原制剂种类有单螨及双螨之分，具体使用哪种制剂须综合评估，且不同制剂剂量调整方法按照其说明书，经医生评估后进行。

二、治疗过程中的护理

1. 过敏原的取用和注射手法

双人核对抽取过敏原液体，不可浪费。抽取过敏原液体前，复温半小时，轻轻颠倒瓶子 10～20 次混合瓶内过敏原液，保证取用的过敏原浓度均匀。建议使用 1mL 注射器抽取过敏原液体,确保剂量准确及方便注射。选取上臂远端 1/3 的外侧和前臂中 1/3 的背侧皮肤注射,用两指按住皮肤,针头与手臂平行,成 30°～60° 角进针,深度约 1 厘米。注射前回抽,无回血方可注射。每注射 0.2mL 必须回抽一次,以观察针尖是否进入血管,若回抽见到血液,需立即停止推注。注射必须缓慢,注射 1mL 大约 1 分钟。对于害怕打针者,注射时建议家属辅助固定手臂,防止抖动。注射后,压迫注射部位 5 分钟,监护 30 分钟。下次在另一臂注射。

2. 不良反应的观察与监测

(1) 观察

1) 局部不良反应的观察:主要为注射部位出现红晕、肿胀、瘙痒、皮丘等皮肤反应。速发型:注射后 30 分钟内可能出现注射部位周围局部肿胀,发红和瘙痒。迟发型:迟发局部反应一直到注射后 24 小时都可能出现,为弥漫的局部肿胀,常伴中央皮肤弥漫性发红。

2) 全身不良反应的观察:轻度全身反应为除了局部反应外,并发鼻炎、结膜炎、哮喘、腹痛、扩散性皮疹或荨麻疹等症状;严重过敏反应的特征是全身不适,如全身性荨麻疹、血管性水肿、哮喘、低血压、恶心、呕吐、腹泻、腹痛、呼吸困难、声音嘶哑、眩晕感或并发严重喉头水肿等,须立即通知医生到现场抢救。

(2) 监测

脱敏中心应设置专门的观察室。患者在皮下注射免疫治疗过程中护士应严密观察患者注射部位皮肤及全身情况,发现问题及时处理。护士须告知患者及家属观察的重要性,观察期间不能擅自离开。

3. 不良反应的预防措施和处理

(1) 预防措施

1) 注射前严密评估患者,避免相关危险因素,如:大量接触过敏原、劳累、紧张、发热、其他疫苗注射、进食高蛋白饮食、运动,有无遵医嘱规律用药或原发病控制不良等。

2）保证患者须观察至少30分钟才能离开。护士注射需双人核对保证注射浓度、剂量准确。专科医护人员定期进行急救培训，熟练掌握不良反应的处理措施。

（2）不良反应的处理

1）出现不良反应时，须根据不良反应情况，对注射剂量进行相应的调整，具体参考不同变应原试剂使用要求。出现严重全身反应，只有与患者一起磋商后才能继续治疗。如果引起严重全身反应的原因显而易见，而且将来可以避免，下次剂量减为引起反应剂量的十分之一。如果原因不明，必须终止治疗。如出现了过敏性休克，必须停止治疗。

2）不良反应的分级及具体处理措施（详见第三章第五节）

三、治疗后的护理

1.监测生命体征，密切观察局部和全身反应30分钟，测量 PEF，医护评估后再（签名）离开。告知患者需要注意观察的不良反应、备用应急药物、下次注射时间。指导患者注射局部24小时内不能热敷，注意休息，避免过度兴奋，24小时内避免剧烈运动，避免热水澡、温泉、桑拿。避免高蛋白、辛辣刺激饮食。

2.环境控制

（1）规避变应原。改善工作、居住及生活的环境。避免接触地毯、布艺沙发、毛绒公仔等。避免接触已知过敏的食物、消毒液、化妆品等。

（2）定期清洁。定期清洗和晾晒床上用品，地毯、沙发定时除尘。室内通风，保持洁净，避免尘土飞扬，常在空间的空调过滤网应定期清理和消毒。

3.个人管理

（1）增强体质，加强体育锻炼，做适当的有氧运动，循序渐进，长期坚持，提高自身免疫力。

（2）饮食清淡，营养丰富，忌食肥腻、辛辣食物。减少遗传因素，怀孕期间积极配合治疗，避免过敏症状，禁食过敏性食物。

（3）按医嘱使用哮喘、过敏性鼻炎的控制性等专科药物，积极控制症状。

（4）治疗期间合理安排生活、运动、饮食，以免延长治疗时间，影响治疗效果。

4. 心理支持与健康教育

（1）心理支持。由于免疫治疗时间长，患者难免产生焦虑、急躁情绪，应定期检查患者病历档案，耐心听取患者的述说，了解情况，解释坚持治疗的必要性。列举治疗成功的康复案例，给予精神鼓励，指导正确对待负面影响，树立战胜病魔的信心。

（2）健康教育。指导患者规律使用专科用药，积极治疗哮喘、鼻炎等，正确使用峰流速仪；宣教螨虫相关知识、如何规避过敏原、哮喘鼻炎等家庭护理等内容。每次免疫治疗时，告知下次注射时间及注意事项，提高依从性。并告知减少治疗不良反应的方法，以及皮下免疫治疗后的观察及处理方法。

参考文献

[1] 李晓，关里，徐静月，等. 45 例尘螨过敏患者冲击免疫治疗的临床安全性分析 [J]. 中华临床免疫和变态反应杂志，2024，18（01）：27-33.

[2] 李继育，李南，宋红梅. 关于皮下特异性免疫治疗过敏性鼻炎的认识 [J]. 中医眼耳鼻喉杂志，2024，14（01）：48-50+54.

[3] BOZEK A, GALUSZKA B, GAWLIK R, et al. Allergen immunotherapy against house dust mites in patients with local allergic rhinitis and asthma[J]. J Asthma, 2022, 59（9）：1850-1858.

[4] 吕巍，张媛，张罗. 强化护理干预在过敏性鼻炎患者尘螨皮下免疫治疗延迟注射后重新治疗中的应用 [J]. 护理研究，2023，37（09）：1659-1663.

第三节　舌下含服脱敏治疗护理

舌下含服脱敏治疗（sublingual immunotherapy, SLIT）是一种通过口腔黏膜给予变应原疫苗，使患者逐渐产生免疫耐受的特异性免疫治疗方法。因其便利性和耐受性，在全球范围内得到越来越广泛地应用和研究，成为过敏性疾病治疗的重要手段之一。SLIT 的免疫学机制与皮下脱敏治疗相似而强度较弱，其临床疗效不及皮下免疫治疗。然而，SLIT 的最大优势在于其安全性良好，不良反应轻微，罕见严重不良反应，且用药方便，可以通过医护指导由患者或家属在家中自行使用，更适合低龄患儿和对注射有恐惧的患者。在欧洲，采取 SLIT 方式的患者比例正逐渐升高。在我国，SLIT 已被推荐为过敏性鼻炎的一线治疗方法。尽管 SLIT 治疗的安全性较高，但仍有出现不良反应甚至是严重不良反应的可能，不良反应的出现会降低患者的生活质量，以及对治疗的依从性，且一旦发生严重不良反应，其风险往往较皮下脱敏治疗更大，因此做好 SLIT 患者的评估、用药指导，以及教会患者识别早期过敏症状并掌握应对措施至关重要。

SLIT 产生疗效的分子机制尚不完全清楚。概括而言，SLIT 通过多个途径对免疫系统进行调节。口腔黏膜免疫系统中的局部树突状细胞可捕获变应原并启动 T 细胞反应，从而触发致敏机制。此外，在给予过敏性鼻炎患者 SLIT 治疗后，T 细胞和 B 细胞的应答反应发生显著改变。经 SLIT 治疗后 Th2 介导的免疫反应不断减弱，取而代之的是由 Th1 驱动的免疫反应，表现为从外周血单个核细胞（PBMC）衍生的 Th2 细胞分泌 IL-4、IL-5 和 IL-13 减少。再者，SLIT 能够抑制变应原特异性 IgE 的合成，促进"封闭抗体" IgG4 的产生。

舌下含服脱敏治疗的适应证为：过敏性鼻炎和哮喘患者通过点刺试验和（或）血清特异性 IgE 检测可以明确变应原并证明其为致病原因，则强烈推荐进行过敏原特异性免疫治疗。对于 SLIT 来说，可用作呼吸道变应性疾病的初始和早期治疗手段，尤其适用于以下患者：（1）常规抗过敏药物治疗无法有效控制症状；（2）抗过敏药物治疗引起无法耐受的不良反应；（3）拒绝接受皮下注射免疫治疗；（4）担心长期药物治疗带来不良反应或无法坚持长期药物治疗。

舌下含服脱敏治疗的绝对禁忌证为：（1）重症或未控制的哮喘（第 1 秒用力呼气容积 FEV_1 ＜70% 预计值）和不可逆的呼吸道阻塞性疾病；（2）恶性肿瘤活动期；（3）获得性免疫缺陷综合征（艾滋病）；（4）2 岁以下儿童；（5）妊娠期（不开展新的 SLIT）。相对禁忌证为：（1）哮喘部分控制；（2）全身或局部使用 β 受体阻滞剂或血管紧张素转换酶抑制剂；（3）严重心血管疾病；（4）人类免疫缺陷病毒（HIV）感染；（5）免疫缺陷；（6）严重心理障碍或无法理解治疗风险和局限性的患者。

一、治疗前的准备

1. 患者评估和教育

（1）患者评估

1）一般情况：患者的年龄、性别、文化程度、职业、性格特点等基本信息，以及患者的主诉和临床表现。

2）健康史：评估患者有无个人或家族过敏性疾病、呼吸道及皮肤变应性疾病史，发作期典型症状及时间等。

3）身体状况：用药前 3～4 天内无全身性的并发疾病及哮喘发作；1 周内未发生其他严重过敏症状且未接受过其他疫苗治疗；身体未处于应激状态；近期未行口腔有创操作，口腔黏膜完整，无伤口或溃疡等。

4）用药情况：评估患者用药情况，是否使用促进血液循环或抗过敏药物等。

5）社会、心理状况：包括患者对治疗的接受度、治疗的社会适应性、心理影响，以及对患者日常生活的影响等。

（2）患者教育

SLIT 时间长，治疗过程中可能出现不同程度的不良反应，部分患者会有一些顾虑。不仅在开始治疗前对患者进行健康教育和心理护理，健康教育还须贯穿免疫治疗的全过程。SLIT 治疗前由医生及专科护士进行详细的患者教育，介绍过敏性疾病的性质、治疗的优势、总体费用、疗程；告知患者治疗的一般起效时间、疗效存在个体差异的可能原因，治疗期间需要尽量减少接触过敏原的常用防护措施，如卧室勤打扫、棉被勤洗多晒、空调滤网清洁等；教育患者或家属如何配合病情监测，特别是不良反应症状和体征的自我观察，以及初步自我处理等知识。另外，应告知患者 SLIT 制剂需存放于遮光、密闭且阴凉处（温度不超过 20℃），置于儿童不能随手接触到的地方。

2. 变应原提取物的选择和剂量调整

（1）变应原提取物的选择。推荐使用标准化变应原制剂。用于 SLIT 的变应原疫苗有滴剂和片剂两种剂型，目前国内可供临床使用的尘螨舌下含服标准化变应原药物有粉尘螨滴剂、2021 年针对黄花蒿花粉过敏进行舌下含服脱敏的疫苗黄花蒿花粉变应原舌下滴剂。国内目前尚无可供临床应用的舌下片剂。

（2）剂量调整（以粉尘螨滴剂为例）

1）减量方案：如患者无法耐受维持剂量，而使用递增剂量疗效明显，可使用能耐受的最大递增剂量进行维持期 SLIT，如仍无法耐受，则根据其不良反应再行调整。

2）增量方案：在对药物耐受的前提下，如患者使用至维持剂量 6 个月后仍感觉效果不显著，排除环境、用药不规范等干扰因素，可尝试每次增加 1 滴，使用 2 周，首次出现不耐受时降一个剂量作为维持剂量。4～14 岁患者从 5 号 1 滴开始增量，最大增至 5 号 4 滴；≥14 岁患者从 5 号 3 滴开始增量，最大增至 5 号 6 滴。

3）中断用药后再用药：若患者停止用药时间少于 4 周，则按照停药前最大耐受剂量重新开始用药；若停止用药时间 4 周以上，建议从最小剂量 1 号 1 滴开始用药。如患者重新用药，对所用剂量不能耐受，出现不良反应，则根据不良反应是否与 SLIT 相关及严重级别来判定是否需要进行剂量调整。

二、治疗过程中的护理

1. 舌下含服主要流程步骤：清洁口腔后，将药瓶倾斜 45° 置于下唇上，翘起舌头暴露舌下位置，轻压瓶身，让滴剂自然滴入舌下，含住 1～3 分钟后再进行吞咽。每日一次，在固定时间用药。不可与食物或饮料同服，用药前后 15 分钟勿饮水、进食。首次用药在医院进行，并留观 30 分钟，同时告知患者具体用药方法、可能出现的不良反应及处理措施。

2. 用药过程中的观察和监测：观察用药的剂量及滴入的部位是否正确，药液在口腔中保留的时长是否恰当。

3. 不良反应的处理和预防措施（详见第三章第五节）

三、治疗后的护理

1. 用药部位的护理和观察

观察患者用药后口腔、舌、眼或唇部有无瘙痒和肿胀，有无鼻出血、头痛、局部皮疹、鼻炎加重及胃肠道反应；观察有无哮喘、荨麻疹、发热和上呼吸道感染等表现，注意不良反应的发生时间和严重程度。

2. 患者教育和随访

（1）环境控制：注意维护环境清洁，对居室的所有地方都应定期洗尘，开窗通风，勤换被褥，被褥衣物要定期清洗及暴晒，不要使用毛绒地毯，尽量减少毛绒玩具，避免养猫、狗、鸟类等宠物，定期清洗空调过滤网，避免接触阴暗潮湿的地方。

（2）建立患者档案：给每位患者建立 SLIT 档案，发放粉尘螨滴剂脱敏治疗随诊卡及日记卡，叮嘱患者及其家属每天用药后在日记卡上记录，并登记用药情况及是否出现不良反应。

（3）通过定期复诊、电话回访、微信、开设健康讲座等方式，评估疗效，确认有无不良反应，向患者及其家属普及尘螨过敏相关知识，指导患者规范化用药，积极沟通，提高治疗的依从性。

3. 不良反应的监测和处理：SLIT 的不良反应绝大多数为轻症。局部反应主要表现为口腔、舌、眼或唇部瘙痒和肿胀、鼻出血、头痛、局部皮疹、鼻炎加重及胃肠道反应。可分为速发性（给药后 30 分钟内发生）或迟发性（30 分钟后发生）反应，并按照轻度、中度、重度和未知严重度进行分级。全身反应主要有哮喘、荨麻疹、发热和上呼吸道感染等表现，但极少发生严重不良反应。如患者过敏症状逐步加重，应及时就诊，在医生的指导下调整用药，在加用缓解症状药物的同时，减少免疫滴剂的用药量，待耐受后再递增，强调患者及其家属勿自行停止免疫治疗，以免影响治疗效果和延长疗程。

参考文献

[1] LI H, CHEN S, CHENG L, et al. Chinese guideline on sublingual immunothe-rapy for allergic rhinitis and asthma[J]. J Thorac Dis, 2020, 11（12）：4936-4950.

[2] 中华耳鼻咽喉头颈外科杂志编辑委员会鼻科组，中华医学会耳鼻咽喉头颈外科学分会鼻科学组 . 中国变应性鼻炎诊断和治疗指南（2022 年，修

订版）[J]. 中华耳鼻咽喉头颈外科杂志，2022，57（2）：106-129.

[3] 向莉，赵京，鲍一笑，等. 儿童气道过敏性疾病螨特异性免疫治疗专家共识 [J]. 中华实用儿科临床杂志，2018，33（16）：1215-1223.

[4] MIN J Y, JEE H M, LEE H Y, et al. The KAAACI guidelines for sublingual immunotherapy[J]. Allergy Asthma Immunol Res, 2024, 16（1）: 9-16.

[5] 苏莹，徐能，黄海平，等. 变应性鼻炎舌下免疫治疗疗效的临床评估 [J]. 医学研究生学报，2022，35（3）：291-295.

第四节　淋巴结注射免疫治疗护理

淋巴结注射免疫治疗（intralymphatic immunotherapy, ILIT）是一种新兴的免疫治疗方式，是指在超声引导下将过敏原提取物注射到浅表淋巴结，以达到特异性免疫治疗的效果。该方法与传统皮下免疫治疗相比具有治疗间隔时间长（1个月）、治疗频次少（3次）、使用过敏原剂量小、治疗依从性高等优势。但存在过敏原进入周围组织甚至血管的风险，创伤大，需要专用设备及人员培训。目前，尚无专用的淋巴结注射用免疫治疗制剂，国内外常用 SCIT 所使用变应原提取物制剂代之。

一、淋巴结注射免疫治疗前的准备

淋巴结注射免疫治疗前应完善相关检查：体内检测（如皮肤点刺试验）；体外检测（如全定量过敏原检测）、血常规、鼻黏膜激发试验（鼻炎患者）或者肺功能检测（哮喘患者）、病史回顾。

1. 患者评估

（1）1周内有无发热或急性呼吸道感染病史。

（2）近期肺功能有无显著下降。

（3）注射前有无过敏反应发作。

（4）特应性皮炎或湿疹发作期。

（5）最近有无接触过较多过敏原。

（6）1周内是否注射了其他疫苗。

（7）是否正在使用 β 受体阻滞剂或血管紧张素酶抑制剂。

（8）3～4天内是否出现全身性的并发疾病及哮喘发作。

（9）上一次免疫治疗注射是否出现迟发不良反应。

如出现上述情况，需由医生就此来判断本次免疫治疗的时机及治疗剂量是否合适并做出相应调整。

2.患者教育

（1）规范治疗：药物治疗，脱敏治疗。

（2）依从性：遵循医护人员安排，连续三个月为一个周期（1次／月），间隔28～42天注射1次，周期结束后再次进行复诊及相应的评估。

（3）运动指导：增强自身体质，可进行适量的有氧运动，如跑步、游泳等（注射前24小时避免剧烈运动）。

（4）环境控制：尽量避免阳性过敏原的接触。

（5）饮食指导：避免食用刺激性食物如辣椒、花椒、海鲜、鸡蛋、牛奶、羊肉等高敏食物。

（6）心理护理：过敏性疾病易导致患者出现鼻腔不适等症状，诱发焦虑、抑郁等负性情绪，部分患者甚至抵触治疗；护理人员应密切观察患者情绪变化，从细节上实施心理疏导，强化护患沟通，耐心解答患者问题，增强其治疗信心。

二、淋巴结注射免疫治疗过程中的护理

注射治疗主要流程步骤、观察、监测（详见图3-4-1）

流程图	说明

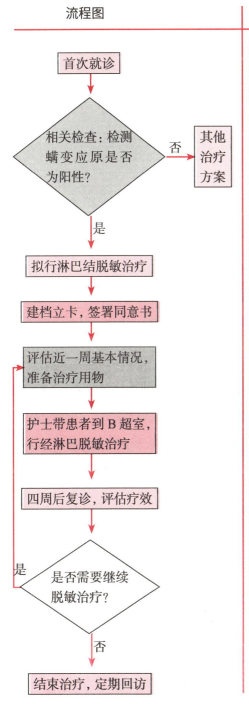

相关检查：体内皮肤点刺、体外血液检测、血常规、鼻黏膜激发试验（鼻炎患者）或者肺功能检测（哮喘患者）

其他治疗方案：对症药物治疗，中药，鼻腔冲洗，抗IgE治疗，药物联合治疗策略，外科治疗等

建档流程：
1. 关注公众号，告知风险及注意事项。
2. 按医嘱建立药物治疗卡，签署知情同意书。3. 填写基本资料（病史回顾）

评估及备物：
1. 患者近一周的状况及最大呼气流量（PEF值）、完成各项评分（包括症状、药物、VAS、生活质量等）。准备药物（阿罗格50TU或安脱达100SQ）1mL注射器、7号针头、消毒物品、急救盒，B超探头使用一次性无菌器械保护套

B超室进行脱敏治疗：
1. 与B超室医生核对患者信息。2. 体位：平躺双肩放松、头偏向一侧以右侧为主，尽量抬高下颌。3. 定位甄选淋巴结，局部消毒，再次核对相关信息，注射药物。4. 推注药物同时观察患者反应。拔针后按压注射部位5分钟，至无渗液、无出血为止。5. 带患者回中心，留观30分钟后，评估患者注射部位、PEF的测量、整体状况，确定无异常，再次强调相关注意事项。预约下次治疗时间并在预约登记本签名方可离院

图 3-4-1　淋巴结脱敏治疗患者护理常规流程

三、淋巴结注射免疫治疗后的护理

（一）注射部位的护理和观察

患者及其家属离开医院后必须密切注意，若局部红晕范围＞4厘米²，予以冷敷，出现全身反应（Ⅰ级／Ⅱ级）口服抗组胺药，不适加重（Ⅲ级／Ⅳ级）要及时就近就诊，事后反馈治疗中心，严重时必须调整剂量，必要时中止治疗。

（二）患者教育和随访

1. 建档立卡后上传电子版进行云管理；

2. 定期复诊、电话回访、电子问卷等；

3. 多学科合作、积极举办公益性的讲座、开展线上线下义诊；

4. 定期与患者开展一些活动，促进医护患之间互动交流。

（三）不良反应的监测和处理

不良反应的监测和处理需要长期对从业人员、患者及其家属的定期培训，包括严重不良反应的识别、救治和防范，肾上腺素笔的使用等，ILIT 不良反应发生的危险因素涉及多方面，如患者因素、医疗因素、疫苗因素、环境因素等。临床须综合考虑，寻找个体化的主要危险因素，以降低风险，避免不良反应的发生。

参考文献

[1] SENTI G, JOHANSEN P, KÜNDIG T M. Intralymphatic immunotherapy: from the rationale to human applications[J]. Curr Top Microbiol Immunol, 2011, 352：71–84.

[2] 杨玉成，沈旸，王向东，等. 过敏原皮下免疫治疗不良反应防治专家共识（2023）[J]. 中国耳鼻咽喉颅底外科杂志，2023，58（07）：643–656.

[3] 王凯，王跃建，肖平，等. 颈部淋巴结内特异性免疫治疗变应性鼻炎疗

效及安全性的研究 [J]. 临床耳鼻咽喉头颈外科杂志，2019，33（5）：432-436.

[4] 中华耳鼻咽喉头颈外科杂志编辑委员会鼻科组，中华医学会耳鼻咽喉头颈外科学分会鼻科学组. 中国变应性鼻炎诊断和治疗指南（2022 修订版）[J]. 中华耳鼻咽喉头颈外科杂志，2022，57（2）：8-31.

[5] 王成硕，王向东，张伟，等. 变应性鼻炎屋尘螨变应原皮下免疫治疗的远期疗效研究 [J]. 中华耳鼻咽喉头颈外科杂志，2012，47（10）：804-808.

[6] 中国过敏性鼻炎研究协作组. 过敏性鼻炎皮下免疫治疗的临床操作规范 [J]. 中国耳鼻咽喉头颈外科，2018，25（1）：1-12.

[7] 胡水花，江岚，邹陈. 预见性护理在过敏性鼻炎冲击免疫疗法中的运用 [J]. 当代护士（上旬刊），2019，26（01）：88-90.

[8] SENTI G, FREIBURGHAUS A U, LARENAS-LINNEMANN D, et al.Intralymphatic Immunotherapy：Update and Unmet Needs[J].Int Arch Allergy Immunol. 2019, 178（2）：141-149.

[9] SENTI G, JOHANSEN P, KÜNDIG T M. Intralymphatic immunotherapy[J]. Curr Opin Allergy Clin Immunol, 2009, 9（6）：537-543.

[10] WANG W, WANG X, WANG H, et al. Evaluation of Safety, Efficacy, and Compliance of Intralymphatic Immunotherapy for Allergic Rhinoconjunctivitis：A Systematic Review and Meta-Analysis[J]. Int Arch Allergy Immunol, 2023, 184（8）：754-766.

[11] JUNG J H, KIM K A, CHOI Y S, et al. Effect of intralymphatic allergen-specific immunotherapy on house dust mite in a murine model of allergic rhinitis[J]. Acta Otolaryngol, 2023, 143（10）：867-875.

[12] LEE S P, SHIN Y S, KANG S Y, et al. Recent Advances in Allergen-Specific Immunotherapy in Humans：A Systematic Review[J]. Immune Netw,

2022, 22（1）: e12.

[13] 荣翎均, 郑军, 郎金琦, 等. 淋巴结内免疫治疗研究进展 [J]. 中华耳鼻咽喉头颈外科杂志, 2018, 53（8）: 628-630.

[14] 曾婉婷, 李艮平, 蒋建国, 等. 淋巴结内特异性免疫治疗变应性鼻炎疗效和安全性的 Meta 分析 [J]. 中国耳鼻咽喉颅底外科杂志, 2024, 30（2）:9-18.

第五节　变应原免疫治疗不良反应

一、变应原免疫治疗不良反应

在长期的治疗过程中，患者可能会经历局部或全身的不良反应，这些反应通常与治疗剂量、治疗频率及患者的个体差异有关。局部反应是指发生在注射部位的不良反应，如局部的风团、红晕、硬结伴瘙痒。全身不良反应指在注射部位以外的皮肤、呼吸道、胃肠道和（或）心血管等组织、器官的症状或体征，包括全身性荨麻疹、过敏性鼻炎、过敏性哮喘、过敏性胃肠炎、严重过敏反应甚至过敏性休克等。AIT 的局部不良反应很常见（发生率为 26%～86%），全身不良反应以轻度、中度为主。SCIT 严重不良反应发生率极低，但可能存在致命风险，应在接受过过敏反应急救护理培训的医疗保健专业人员的监督和管理下进行。SLTT 较少发生严重全身不良反应，可在医疗监督环境外使用。

二、变应原免疫治疗全身不良反应分级和处理

（一）全身不良反应的分级

参照世界变态反应组织（World Allergy Organization, WAO）、欧洲过敏与临床免疫学会（European Academy of Allergology and Clinical Immunology, EAACI）颁布的标准，AIT 的全身不良反应分级均分为五级（表 3-5-1、表 3-5-2）。WAO 主要根据全身不良反应累及脏器和临床表现严重程度进行判断，而 EAACI 主要依据全身荨麻疹、哮喘和血管性水肿等症状严重程度及症状出现的时间（临界值为注射后 15 分钟）进行判断。上述两种分级体系采用不同的标准进行评估，我国倾向于更简洁的 EAACI 标准应用于临床实践。

表 3-5-1　变应原免疫治疗全身不良反应的 WAO 分级标准（2024 年更新）

1 级	2 级	3 级	4 级	5 级
仅轻度症状 / 体征反应可进一步分为： ·1t：短暂，<20分钟 ·1s：仅单器官系统，≥20 分钟 ·1m：2 个及以上的器官系统，≥20分钟	以下任何一种（或多种）中度症状 / 体征	以下任何一种（或多种）症状 / 体征	以下任何一种（或多种）症状 / 体征	以下任何一种（或多种）症状 / 体征
皮肤： ·少数的或局部的荨麻疹 / 风团[a] ·皮肤潮红（少数区域出现轻微红斑）或轻度瘙痒[a] ·肿胀（如嘴唇水肿）[a]	皮肤： ·全身性荨麻疹（如大量的或大范围的荨麻疹） ·大范围的（≥50％体表面积的）红斑 ·大范围的瘙痒伴持久抓挠 ·明显的血管性水肿（不包括嘴唇肿胀和喉头水肿）	下呼吸道： ·对一线治疗有反应的支气管痉挛（如喘息、呼吸短促） ·喉部或下呼吸道引起的咳嗽	呼吸道： ·严重支气管痉挛（2 针肌注肾上腺素 ± 其他适当治疗无效） ·喘鸣（呼吸难度增加）	呼吸道： ·呼吸衰竭，需要正压通气 ·呼吸停止

续表

1级	2级	3级	4级	5级
或 上呼吸道： ·鼻部症状（如打喷嚏、流鼻涕、鼻痒、鼻塞） ·清咽喉（咽喉发痒）[a]或咽喉发紧/不适 ·喉咙刺激或鼻部症状引起的咳嗽		和（或） 上呼吸道/喉部： ·喉咙发紧伴声音嘶哑 ·喘鸣而不增加呼吸难度 ·持续（≥20分钟）吞咽困难（吞咽时疼痛）	和（或） 心血管： ·低血压伴终末器官功能障碍的相关症状（如肌张力减退、眩晕[b]、虚脱[b]、晕厥） ·收缩压（sysBP）较基础血压下降≥30%或 ·成人sysBP＜90mmHg（10岁以下儿童，sysBP＜70mmHg+2倍年龄）	和（或） 心血管： ·过敏性休克，即需要静脉输注升压药以维持成人≥90mmHg或成人和10岁以上儿童平均动脉压≥65mmHg（或年龄更小的儿童与之年龄相适应的sysBP） ·心搏骤停
或 胃肠： ·恶心 ·轻度腹痛（例如，活动水平没有变化）	和（或） 胃肠： ·持续（≥20分钟）且难以忍受的腹痛 ·呕吐（不是由于恶心或厌恶味道）和（或）腹泻	和（或） 胃肠和皮肤： ·严重胃肠道症状，并伴有符合WAO 2020过敏反应标准的皮肤特征（例如，严重腹痛、反复呕吐，特别是在接触非食入性过敏原后）	和（或） 神经： ·格拉斯哥量表评分＜13分	

续表

1级	2级	3级	4级	5级
或 其他： ·结膜发红（不是 由于揉擦眼睛）、 眼痒或流泪 ·口腔金属味		和（或） 子宫： 子宫痉挛或 子宫出血		

注：根据 WAO 2020 过敏反应临床标准，2 级反应通常不被视为过敏反应，但可能对肾上腺素治疗有反应；[a] 不包括给药部位的局部症状（被视为局部不良反应）；[b] 不包括血管迷走性神经活动（表现为平躺后可迅速缓解的头晕 / 昏厥）。

表 3-5-2　变应原免疫治疗全身不良反应的 EAACI 分级标准（2006 年）

级别	名称	症状
0 级	–	无症状或症状与免疫治疗无关
Ⅰ级	轻度全身反应	局部荨麻疹、鼻炎或轻度哮喘（PEF 较基线下降＜20%）
Ⅱ级	中度全身反应	发生缓慢（＜15 分钟），出现全身荨麻疹和（或）中度哮喘（PEF 较基线下降＜40%）
Ⅲ级	严重（非致命）全身反应	发生迅速（＜15 分钟），出现全身荨麻疹、血管性水肿或严重哮喘（PEF 较基线下降＜40%）
Ⅳ级	过敏性休克	迅速出现瘙痒、潮红、红斑、全身性荨麻疹，喘鸣（血管性水肿），哮喘发作，低血压等

注：PEF 为呼气峰流速。

（二）全身不良反应的处理

变应原免疫治疗全身不良反应的处理措施详见表 3-5-3。

处理原则为：若本次全身不良反应为轻或中度，给予药物治疗后可继续免疫治疗，但应适当调整方案；若出现严重全身不良反应或发生过敏性休克，需要评估是否终止治疗。对于在 SCIT 和 SLIT 中患者无法耐受的局部不良反应，无论是否给予口服抗组胺药，可以通过局部冰敷或应用糖皮质激素软膏，抑或减少脱敏治疗给药剂量来缓解症状。值得注意的是，我们不能忽视轻度的不良反应，必须具备识别严重过敏反应潜在征兆的能力。尤其对于 SCIT 治疗来说，严重的局部不良反应可能导致严重的全身不良反应。

严重的全身不良反应早期症状包括手掌和脚底瘙痒、肛周或生殖器周围瘙痒、腹痛，有便意和尿意，打喷嚏及全身瘙痒。随后，可能出现呼吸和（或）心血管系统的症状。在施行 SCIT 注射前，仔细检查患者并记录病史至关重要。特别是过敏性鼻炎合并哮喘的患者，在每次注射前，必须测出其呼气峰流速 PEF（peak expiratory flow）。PEF 值低于个人最佳值 70% 也被视为警告信号。

表 3-5-3 变应原免疫治疗全身不良反应的处理

分级	症状	处理措施
局部严重不良反应	皮丘直径＞4 厘米（发红、瘙痒刺激、伪足）	1. 在过敏原注射部位近端扎止血带 2. 用 0.1～0.2mL 的肾上腺素（1∶1000）在过敏原注射部位周围封闭注射 3. 局部涂抹类固醇乳剂 4. 口服抗组胺药 5. 必要时肌内或静脉注射抗组胺药
轻度、中度全身不良反应	皮丘直径＞4 厘米（发红、瘙痒刺激、伪足），反应经淋巴管和（或）血管初期播散，并发鼻炎、结膜炎、哮喘、扩散性皮疹或荨麻疹表现	1. 在过敏原注射部位近心端扎止血带 2. 用 0.1～0.2mL 的肾上腺素（1∶1000）在过敏原注射部位周围封闭注射，必要时多次注射，每 15 分钟注射一次 3. 局部涂抹类固醇乳剂 4. 抗组胺药滴眼液治疗眼部症状 5. 肌内注射抗组胺药，如苯海拉明 40 mg 6. 使用速效 β_2 受体激动剂治疗支气管痉挛症状 7. 建立静脉通道 8. 静脉注射糖皮质激素，例如甲基强的松龙 40～80mg 9. 持续监测血压和脉搏

分级	症状	处理措施
严重全身不良反应	手足心瘙痒、头皮瘙痒、全身皮肤潮红、风团样皮疹（出现越早，病情越凶险）；呼吸困难、呼吸急促、声音嘶哑、腹痛、恶心、呕吐等	1. 立即 0.3 mL 1：1000 肾上腺素于大腿中外侧肌内注射，必要时 15～20 分钟重复使用 2. 建立静脉通道 3. 静脉注射糖皮质激素，如甲基强的松龙 40～80 mg，必要时重复使用 4. 肌内或静脉注射抗组胺药，如苯海拉明 40 mg 5. 持续监测血压和脉搏 6. 必要时使用速效 β_2 受体激动剂 7. 吸氧 8. 其他对症治疗
过敏性休克	面色苍白、皮肤湿冷、血压下降、神志改变、大小便失禁	1. 立即 0.3～0.5 mL 1：1000 肾上腺素于大腿中外侧肌肉注射，必要时 15～20 分钟后重复使用 2. 平卧、保持气道通畅，高流量吸氧 3. 建立静脉通道，快速补充血容量 4. 静脉给予血管活性药物，如多巴胺，必要时联合间羟胺，以维持血压 5. 静脉注射或静脉点滴糖皮质激素，如甲基强的松龙 40～80 mg，必要时重复使用 6. 有呼吸抑制者可使用呼吸兴奋剂，必要时可采用机械通气 7. 必要时使用速效 β_2 受体激动剂 8. 持续监测心电、血压、氧饱和度、呼吸 9. 呼吸系统受累的患者须密切监测至少 6～8 小时，循环不稳定的患者须密切监测 12～24 小时

三、思考题

张某，女，15 岁，已明确诊断过敏性鼻炎且尘螨过敏原阳性，目前正在进行变应原特异性免疫治疗，目前已进行到第 15 周。本次注射 4 号瓶 1.0mL。注射后 5 分钟，患者自诉腹部疼痛，请问此时该如何处理？

参考文献

[1] 杨玉成，沈旸，王向东，等．过敏原皮下免疫治疗不良反应防治专家共识（2023）[J]．中华耳鼻咽喉头颈外科杂志，2023，58（07）：643-656．

[2]LEE H Y, LEE S M, KANG S Y, et al. KAAACI guidelines for allergen immunotherapy[J]. Allergy Asthma Immunol Res, 2023, 15（6）：725-756.

[3]TURNER P J, ANSOTEGUI I J, CAMPBELL D E, et al. Updated grading system for systemi callergic reactions：Joint Statement of the World Allergy Organization Anaphylaxis Committee and Allergen Immunotherapy Committee[J]. World Allergy Organ J, 2024, 17（3）：100876.

[4]ALVAREZ-CUESTA E, BOUSQUET J, CANONICA G W, et al. Standards for practical allergen-specific immunotherapy[J]. Allergy, 2006, 61（Suppl 82）：1-20.

[5] 方鹏达，陈俊海，陈玉莲，等．变应性鼻炎特异性免疫治疗不良反应的处理[J]．中华耳鼻咽喉头颈外科杂志，2024，59（01）：78-85．

第四章

过敏性疾病患者心理护理

第一节　过敏性疾病对患者心理的影响

一、概述

　　过敏是在不同年龄和不同器官上有不同表现的系统性疾病，它包括过敏性鼻结膜炎、哮喘、过敏性皮炎、药物过敏及食物过敏等。近年来过敏性疾病的发病率逐渐增高，根据世界变态反应组织（WAO）统计数据显示，全球过敏性疾病发病率已达 30%～40%。过敏性疾病病程长、反复发作且症状多样，从轻微的皮疹、瘙痒到严重的呼吸困难、休克等，均可能对患者的生活质量造成显著影响。患者在长期的身体不适和心理压力下，容易引发一系列严重的精神心理问题，包括焦虑、抑郁、睡眠障碍、疲劳、精神运动和思维的迟缓、记忆力减退及情绪易激惹等。这些问题不仅加重了病情，还可能增加治疗失败的风险。因此，本章节将主要探讨常见过敏性疾病对患者心理的具体影响，帮助护理人员更好地理解和支持过敏性疾病患者。

二、过敏性疾病对患者心理的影响机制

过敏性疾病导致心理问题及精神障碍的影响机制尚不完全明确，是一个复杂的相互作用过程。既往研究表明，过敏性疾病与精神障碍可能存在共同致病基因；此外，免疫炎症损伤，以及过敏性疾病本身作为应激原，可通过长期反复发作的症状、累积的医疗成本、治疗不佳的效果等，来影响患者心理的健康。反之，心理压力的增加也会增加过敏的风险。例如：压力引起的锻炼缺乏、睡眠障碍、抽烟等均可能导致过敏性疾病的发生及恶化。

三、过敏性鼻炎对患者心理的影响

过敏性鼻炎的主要症状包括流涕、打喷嚏、鼻塞和鼻痒。这些症状可能持续存在或季节性加重，影响患者的日常生活并引发精神心理问题。国内外相关文献报道，过敏性鼻炎患者患抑郁症的风险是非过敏鼻炎患者的 1.7 倍，而焦虑的概率是非过敏性鼻炎患者的 1.41 倍，12.5% 的过敏性鼻炎患者表现为明显的抑郁症状。超过三分之一的过敏性鼻炎患者出现焦虑症状。高达 68% 的患者有睡眠障碍的症状。因此，相对于健康人群，更多的过敏性鼻炎患者正遭受心理相关问题的困扰。

四、过敏性哮喘对患者心理的影响

世界卫生组织开展了一项旨在评估哮喘患者精神障碍的全球卫生调查，共纳入包括全球 17 个国家共 85 000 例哮喘患者，在控制了性别及年龄等影响因素后，哮喘患者焦虑、抑郁的风险分别增加了 1.6 倍、1.5 倍。最近一项纳入了 10 项研究的 meta 分析表明，哮喘患者抑郁风险明显高于健康对照组，哮喘患者抑郁的患病率为 2.24%～24.9%。另外一项 meta 分析显示，青少年哮喘患者焦虑的患病率为 22.7%，这说明哮喘患者也面临同样心理相关问题。

此外，哮喘引起精神心理问题与哮喘控制不佳密切相关。Griffiths 等采用

PHQ 抑郁症筛查量表对 43 例哮喘患儿进行健康心理调查,结果显示与对照组相比,哮喘患儿的焦虑和抑郁症状患病率更高,且与哮喘控制不佳相关,但与肺功能下降无关。Bedolla-Barajas 等对 164 例≥18 岁的哮喘患者进行横断面研究,结果显示哮喘控制试验评分≥20 分,过敏性哮喘患者发生焦虑的概率较低。因此,应采取有效措施减轻患者焦虑抑郁症状,密切关注患者的哮喘控制情况,同时减轻抑郁症状和哮喘发作的风险。

五、特应性皮炎对患者心理的影响

特应性皮炎是一种常见的慢性炎症性皮肤疾病,特征是皮肤干燥、瘙痒和皮疹。由于自身疾病的特点,它更容易造成患者睡眠问题及进一步影响患者的心理状况。精神合并症(包括抑郁、焦虑和自杀意念)在特应性皮炎(AD)患者中比在一般人群中更为常见,即使在临床上患有轻度或中度疾病的患者也是如此。其中,成人以焦虑、抑郁和睡眠障碍为主,且自杀倾向有所增加;儿童以注意缺陷多动障碍(ADHD)为主。据相关文献报道,与非 AD 患者相比,AD 患者焦虑发生风险增加 34%;抑郁发生风险增加 40%;ADHD 发生风险增加 56%;睡眠障碍发生风险增加 110%。AD 合并心理问题不仅影响成人身心健康、日常工作活动、增加就医负担;而且干扰儿童生长发育、社交、学习等多方面。其治疗应从疾病和心理两方面入手,才能达到更好的效果。

综上所述,过敏性疾病是"身心疾病",它与心理障碍的发生发展是相互影响、互为因果的关系。只针对过敏性患者本身疾病的治疗远远不够,临床相关医护人员应当掌握过敏性疾病患者精神障碍情况,结合过敏性疾病患者生理、心理两个方面的特点,探寻行之有效的心理治疗方案,从而提升患者生活质量。

第二节　临床常用心理评估工具

心理评估是运用心理技术对人的心理特质和行为表现进行评估,将所获得信息加以整理,对评估对象形成一个评价、建议或分类诊断,其实质是一个决策过程。心理评估在过敏性疾病的综合治疗中扮演着重要的角色,本节将介绍几种临床常用的心理评估工具,以帮助医疗专业人员更好地了解和评估患者的心理状况。

一、抑郁自评量表(self-rating depression scale, SDS)

抑郁表现为持续的痛苦感和无法感受快乐,并且伴有多种生物功能的改变,其中包括睡眠、精神活动、认知能力等。SDS 由 Williamw.K.Zung 于 1965 年编制,用于衡量抑郁状态的轻重程度及其在治疗中的变化。SDS 由 20 个反映抑郁症状问题组成,包括 4 组有关抑郁状态的特异症状:精神性-情感症状、躯体性障碍、精神运动性障碍和抑郁的心理障碍。所以在抑郁症的诊断评估、疗效评价和流行病学调查中得到了广泛应用。适用于具有抑郁症状的成年人。

(一)SDS 量表及计分方式

详见附件 1。

(二)实施方法

1.建立合作关系。在评定前,向被试者说明测验的意义、作用和要求,让被试者了解测验并能认真合作地完成测验。把总的评分方法和要求向被试者讲清楚。对于阅读有困难的被试者,工作人员可逐项念读,并以中性的、不带任何暗示和偏向方式还原问题本身的意思,让被试者做出独立的、不受别人影响的自我评定。

2.回答问题或填写表格。每项问题后附有4级评分可供选择，被试者须根据自己一周内的情况选择相应的评分。从无或偶尔表示没有或很少有该项症状记1分；有时表示少部分时间有该项症状记2分；经常表示大部分时间有该项症状记3分；总是如此表示绝大部分或全部时间有该项症状记3分；其中部分题目为反向题，答题记分时要注意。

3.评定结束后，工作人员应仔细检查自评表。如有遗漏或者重复评定时，应让自评者再考虑评定，以免影响分析的准确性。

二、焦虑自评量表（self-rating anxiety scale, SAS）

焦虑是一种常见的心理疾病，也被称为广泛性焦虑症。它是指一种长期持续性的焦虑情绪，表现为对各种事物感到过度担忧、恐惧、不安和紧张。SAS由W.K.Zung于1971年编制。从量表结构的形式到具体评定方法，都与SDS十分相似，用于评定患者焦虑的主观感受及其在治疗中的变化。量表为自评量表，操作方便，易于掌握，一般在5～10分钟完成，适用于具有焦虑症状的成年人。

（一）SAS量表及计分方式

详见附件2。

（二）实施方法

1.以自评方式完成测评，评定前向被试者说明量表的填写方法及理解每条问题的含义，对于阅读有困难的被试者，工作人员可逐项念读，并以中性的、不带任何暗示和偏向方式还原问题本身的意思，让被试者做出独立的、不受别人影响的自我评定。

2.注意量表的测评时间。该量表测评的是最近一周内各种症状的出现频度，因此，在测评时，应强调评定的是"最近一星期"的情况；同时，避免在同一周内进行两次或多次测评。如果必须在短时间内观察焦虑的动态变化，可使用另外的状态焦虑量表。

3. 注意隐去"焦虑"一词：在测评时，注意隐去量表的名称，同时，在指导语及测评过程中，不要提及"焦虑"二字，以免通过暗示作用增加被试者的焦虑情绪，影响测评结果。

三、匹兹堡睡眠质量指数（Pittsburgh sleep quality index, PSQI）

睡眠障碍是指一系列影响睡眠的异常状态，包括入睡困难、睡眠中断、睡眠过多或过少及睡眠质量下降等。它可能由多种原因引起，如生理因素、心理社会因素、环境因素等。PSQI 由美国匹兹堡大学精神科医师 Buysse D J 等于1993 年编制，用于评定被试者近 1 个月的睡眠质量。该量表适用于睡眠障碍患者、精神障碍患者的睡眠质量评价，同时也适用于一般人群睡眠质量的调查研究。这是一种评估睡眠质量的问卷，包括 19 个条目，涵盖了睡眠质量、睡眠时间、入睡时间、睡眠效率等方面的内容。适用于有睡眠障碍的成年人或青少年。

（一）PSQI 量表及计分方式

详见附件 3。

（二）实施方法

1. 以自评方式完成测评，评定前向被试者说明量表的填写方法，让被试者理解每条问题的含义，对于阅读有困难的被试者，工作人员可逐项念读，并以中性的、不带任何暗示和偏向方式还原问题本身的意思，让被试者做出独立的、不受别人影响的自我评定。

2. 注意量表的测评时间：要求被试者根据最近 1 个月的睡眠情况在 5～10 分钟内完成评估。

参考文献

[1] CUFFEL B, WAMBOLDT M, BORISH L, et al. Economic consequences of comorbid depression, anxiety, and allergic rhinitis[J]. Psychosomatics, 1999, 40（6）: 491-6.

[2] KOVÁCS M, STAUDER A, SZEDMÁK S. Severity of allergic complaints: the importance of depressed mood [J]. J Psychosom Res, 2003, 54（6）: 549-57.

[3] BEDOLLA-BARAJAS M, MORALES-ROMERO J, PULIDO-GUILLÉNN A, et al. Rhinitis as an associated factor for anxiety and depression amongst adults [J]. Braz J Otorhinolaryngol, 2017, 83（4）: 432-438.

[4] SCOTT K M, VON KORF M, ORMEL J, et al. Mental disorders among a-dults with asthma : results from the World Mental Health Survey[J]. Gen Hosp Psychiatry, 2007, 29（2）: 123-133.

[5] JIANG M, QIN P, YANG X. Comorbidity between depression and asthma via immune-inflammatory pathways : A meta-analysis[J].J Affect Disord, 2014, 166 : 22-29.

[6] DUDENEY J, SHARPE L, JAFFE A, et al. Anxiety in youth with asthma : A meta-analysis[J]. Pediatr Pulmonol, 2017, 52（9）: 1121-1129.

[7] XIE Q W, DAI X, TANG X, et al. Risk of mental disorders in children and adolescents with atopic dermatitis : A systematic review and Meta-Analysis[J]. Front Psychol, 2019, 10 : 1773.

[8] WRIGHT R J, COHEN R T, COHEN S. The impact of stress on the development and expression of atopy[J]. Curr Opin Allergy Clin Immunol, 2005, 5（1）: 23-29.

[9] 倪仁杰, 仲莉梅, 张君, 等 . 过敏性鼻炎患者抑郁、焦虑状况及其影响

因素分析 [J]. 贵州医科大学学报，2022，47（03）：40-46+335.

[10] 刘昀，许昱，向荣，等 . 呼吸道过敏性疾病与社会心理因素双向关系的 Meta 分析 [J]. 现代生物医学发展，2014，14（19）：3657-3662.

[11] 樊长娥，张俊晶，洪田，等 . 过敏性疾病与精神心理因素的相互关系 [J]. 山东大学耳鼻喉科学报，2024，38（01）：101-105.

附件 1　抑郁自评量表（SDS）

1. 我感到情绪沮丧，郁闷

  A. 从无或偶尔 B. 有时 C. 经常 D. 总是如此

2. 我感到早晨心情最好

  A. 从无或偶尔 B. 有时 C. 经常 D. 总是如此

3. 我要哭或想哭

  A. 从无或偶尔 B. 有时 C. 经常 D. 总是如此

4. 我夜间睡眠不好

  A. 从无或偶尔 B. 有时 C. 经常 D. 总是如此

5. 我吃饭像平常一样多

  A. 从无或偶尔 B. 有时 C. 经常 D. 总是如此

6. 我的性功能正常

  A. 从无或偶尔 B. 有时 C. 经常 D. 总是如此

7. 我感到体重减轻

  A. 从无或偶尔 B. 有时 C. 经常 D. 总是如此

8. 我为便秘烦恼

  A. 从无或偶尔 B. 有时 C. 经常 D. 总是如此

9. 我的心跳比平时快

  A. 从无或偶尔 B. 有时 C. 经常 D. 总是如此

10. 我无故感到疲劳

  A. 从无或偶尔 B. 有时 C. 经常 D. 总是如此

11. 我的头脑像往常一样清楚

  A. 从无或偶尔 B. 有时 C. 经常 D. 总是如此

12. 我做事情像平时一样不感到困难

    A. 从无或偶尔　　B. 有时　　C. 经常　　D. 总是如此

13. 我坐卧不安，难以保持平静

    A. 从无或偶尔　　B. 有时　　C. 经常　　D. 总是如此

14. 我对未来感到有希望

    A. 从无或偶尔　　B. 有时　　C. 经常　　D. 总是如此

15. 我比平时更容易激怒

    A. 从无或偶尔　　B. 有时　　C. 经常　　D. 总是如此

16. 我觉得决定什么事情很容易

    A. 从无或偶尔　　B. 有时　　C. 经常　　D. 总是如此

17. 我感到自己是有用的和不可缺少的人

    A. 从无或偶尔　　B. 有时　　C. 经常　　D. 总是如此

18. 我的生活很有意义

    A. 从无或偶尔　　B. 有时　　C. 经常　　D. 总是如此

19. 假若我死了别人会过得更好

    A. 从无或偶尔　　B. 有时　　C. 经常　　D. 总是如此

20. 我仍旧喜爱自己平时喜爱的东西

    A. 从无或偶尔　　B. 有时　　C. 经常　　D. 总是如此

1. 计分方式：正向计分：A=1，B=2，C=3，D=4；反向计分：A=4，B=3，C=2，D=1。反向计分题号：2、5、6、11、12、14、16、17、18、20（共10题）。

将20个项目的各个得分相加，即得粗分。粗分乘以1.25，四舍五入取整数即得到标准分。

2. 结果判读：标准分正常上限参考值53分。标准总分53～62为轻度抑郁，63～72为中度抑郁，73分以上为重度抑郁。

附件 2　焦虑自评量表（SAS）

1. 我觉得比平常容易紧张和着急

　　A. 没有或很少时间　　B. 小部分时间　　C. 相当多时间　　D. 绝大部分或全部时间

2. 我无缘无故地感到害怕

　　A. 没有或很少时间　　B. 小部分时间　　C. 相当多时间　　D. 绝大部分或全部时间

3. 我容易心里烦乱或觉得惊恐

　　A. 没有或很少时间　　B. 小部分时间　　C. 相当多时间　　D. 绝大部分或全部时间

4. 我觉得我可能将要发疯

　　A. 没有或很少时间　　B. 小部分时间　　C. 相当多时间　　D. 绝大部分或全部时间

5. 我觉得一切都很好，也不会发生什么不幸

　　A. 没有或很少时间　　B. 小部分时间　　C. 相当多时间　　D. 绝大部分或全部时间

6. 我手脚发抖打战

　　A. 没有或很少时间　　B. 小部分时间　　C. 相当多时间　　D. 绝大部分或全部时间

7. 我因为头痛，颈痛和背痛而苦恼

　　A. 没有或很少时间　　B. 小部分时间　　C. 相当多时间　　D. 绝大部分或全部时间

8. 我感觉容易衰弱和疲乏

　　A. 没有或很少时间　　B. 小部分时间　　C. 相当多时间　　D. 绝大部分或全部时间

9. 我觉得心平气和，并且容易安静坐着

　　A. 没有或很少时间　　B. 小部分时间　　C. 相当多时间　　D. 绝大部分或全部时间

10. 我觉得心跳很快

　　A. 没有或很少时间　　B. 小部分时间　　C. 相当多时间　　D. 绝大部分或全部时间

11. 我因为一阵阵头晕而苦恼

　　A. 没有或很少时间　　B. 小部分时间　　C. 相当多时间　　D. 绝大部分或全部时间

12.我有晕倒发作或觉得要晕倒似的

　　A.没有或很少时间　　B.小部分时间　　C.相当多时间　　D.绝大部分或全部时间

13.我呼气吸气都感到很容易

　　A.没有或很少时间　　B.小部分时间　　C.相当多时间　　D.绝大部分或全部时间

14.我手脚麻木和刺痛

　　A.没有或很少时间　　B.小部分时间　　C.相当多时间　　D.绝大部分或全部时间

15.我因为胃痛和消化不良而苦恼

　　A.没有或很少时间　　B.小部分时间　　C.相当多时间　　D.绝大部分或全部时间

16.我常常要小便

　　A.没有或很少时间　　B.小部分时间　　C.相当多时间　　D.绝大部分或全部时间

17.我的手常常是干燥温暖的

　　A.没有或很少时间　　B.小部分时间　　C.相当多时间　　D.绝大部分或全部时间

18.我脸红发热

　　A.没有或很少时间　　B.小部分时间　　C.相当多时间　　D.绝大部分或全部时间

19.我容易入睡并且一夜睡得很好

　　A.没有或很少时间　　B.小部分时间　　C.相当多时间　　D.绝大部分或全部时间

20.我做噩梦

　　A.没有或很少时间　　B.小部分时间　　C.相当多时间　　D.绝大部分或全部时间

　　1.计分方式:正向计分题A、B、C、D按1、2、3、4计分;反向计分题(题号:5、9、13、17、19)按4、3、2、1计分;20个问题总分乘以1.25,四舍五入取整数,即得标准分。分值越小越好,临界值为$T=50$分,分值越高,焦虑倾向越明显。

　　2.结果判读:正常为<50分;轻度焦虑为50~59分;中度焦虑为60~69分;重度焦虑为>70分。

附件3 匹兹堡睡眠质量指数量表（PSQI）

1. 近1个月，晚上上床睡觉通常在（　　　）点钟（24小时制度）

2. 近1个月，从上床到入睡通常需要（　　　）分钟

　　0～15分钟（0分）

　　16～30分钟（1分）

　　31～60分钟（2分）

　　大于60分钟（3分）

3. 近1个月，通常早上（　　　）点起床

4. 近1个月，每夜通常实际睡眠（　　　）小时（不等于卧床时间）

　　＞7小时（0分）

　　6～7小时（1分）

　　5～6小时（2分）

　　＜5小时（3分）

5a. 近1个月，入睡困难（30分钟内不能入睡）

　　无（0分）　＜1次／周（1分）　1～2次／周（2分）　≥3次／周（3分）

5b. 近1个月，夜间易醒或早醒

　　无（0分）　＜1次／周（1分）　1～2次／周（2分）　≥3次／周（3分）

5c. 近1个月，夜间去厕所

　　无（0分）　＜1次／周（1分）　1～2次／周（2分）　≥3次／周（3分）

5d. 近1个月，呼吸不畅

　　无（0分）　＜1次／周（1分）　1～2次／周（2分）　≥3次／周（3分）

5e. 近1个月，咳嗽或鼾声高

　　无（0分）　＜1次／周（1分）　1～2次／周（2分）　≥3次／周（3分）

5f. 近 1 个月，感觉冷

无（0 分）　＜1 次／周（1 分）　1～2 次／周（2 分）　≥3 次／周（3 分）

5g. 近 1 个月，感觉热

无（0 分）　＜1 次／周（1 分）　1～2 次／周（2 分）　≥3 次／周（3 分）

5h. 近 1 个月，做噩梦

无（0 分）　＜1 次／周（1 分）　1～2 次／周（2 分）　≥3 次／周（3 分）

5i. 近 1 个月，疼痛不适

无（0 分）　＜1 次／周（1 分）　1～2 次／周（2 分）　≥3 次／周（3 分）

5j. 近 1 个月，其他影响睡眠的事情

无（0 分）　＜1 次／周（1 分）　1～2 次／周（2 分）　≥3 次／周（3 分）

6. 近 1 个月，总的来说，您认为自己的睡眠质量

很好（0 分）　　较好（1 分）　　较差（2 分）　　很差（3 分）

7. 近 1 个月，您用药物催眠的情况如何？

无（0 分）　＜1 次／周（1 分）　1～2 次／周（2 分）　≥3 次／周（3 分）

8. 近 1 个月，您常感到困倦吗？

无（0 分）　＜1 次／周（1 分）　1～2 次／周（2 分）　≥3 次／周（3 分）

9. 近 1 个月，您做事情的精力不足吗？

没有（0 分）　　偶尔有（1 分）　　有时有（2 分）　　经常有（3 分）

以下问题不计入总分

10. 你是与人同睡一床（睡觉同伴，包括配偶）或有室友？

A. 没有与人同睡一床或室友

B. 同伴或室友在另外房间

C. 同伴在同一房间但不睡同床

D. 同伴在另一床上

近一月有无以下情况（请询问同寝室者）

A. 高声打鼾

    ①无   ②＝3次/周

B. 睡眠中较长时间的呼吸暂停（呼吸憋气）现象

    ①无   ②＝3次/周

C. 睡眠中腿部抽动或痉挛

    ①无   ②＝3次/周

D. 睡眠中出现不能辨认方向或意识模糊的情况

    ①无   ②＝3次/周

E. 睡眠中存在其他影响睡眠的特殊情况

    ①无   ②＝3次/周

    1. 计分方式：根据以上自评条目，得出以下7个部分的得分，具体分数统计规则如下所示：

第1部分：睡眠质量得分

仅计算第6题得分

第2部分：入睡时间得分

请将第2、4题的分值相加，总值

    0分（入睡时间得分0分）   1～2分（入睡时间得分1分）

    3～4分（入睡时间得分2分）   5～6分（入睡时间得分3分）

第3部分：睡眠时间得分

仅计算第4题得分

第4部分：睡眠效率得分

    请按此公式计算（睡眠时间/上床时间）：题4时间/（题3时间－题1时间）×100%

>85%（睡眠效率得分 0 分）　　　75%～84%（睡眠效率得分 1 分）

65%～74%（睡眠效率得分 2 分）　　<65%（睡眠效率得分 3 分）

第 5 部分：睡眠障碍得分

请将第 5a～5j 题的分值相加，总值

0 分（睡眠障碍得分 0 分）　　　1～9 分（睡眠障碍得分 1 分）

10～18 分（睡眠障碍得分 2 分）　　19～27 分（睡眠障碍得分 3 分）

第 6 部分：催眠药物得分

仅计算第 7 题得分

第 7 部分：日间功能障碍得分

请将第 8、9 题的分值相加，总值

0 分（入睡时间得分 0 分）　　　1～2 分（入睡时间得分 1 分）

3～4 分（入睡时间得分 2 分）　　5～6 分（入睡时间得分 3 分）

2. 结果判读：PSQI 总分范围为 0～21 分，得分越高，表示睡眠质量越差。0～5 分：无失眠表现；6～10 分：轻度失眠；11～15 分：中度失眠；16～21 分：重度失眠。

第三节　临床常见的心理干预技术及护理

心理干预（psychological intervention）是指在心理学理论指导下有计划、有步骤地对一定对象的心理活动、人格特征或行为问题进行影响，使之发生朝向预期目标变化的过程。心理干预主要包括心理治疗与心理咨询、心理辅导与心理健康教育。心理干预应根据不同对象（普通人群、高危人群、已经出现心理障碍人群）制订针对性的干预计划。

过敏性疾病会对患者的心理健康产生负面影响，对过敏性疾病患者进行心理护理是至关重要的。临床工作中，在对患者进行护理评估时，要重点关注患者是否有心理健康的问题，对患者进行相关量表评估，根据心理量表评估的结果，由专业医生分析患者的心理健康问题和需求，确定需要进行干预和护理的重点和方向。心理干预的种类和方法繁多，本节主要从临床非专科护理人员简单易行、疗效佳的角度来介绍。

一、心理健康教育

（一）合适的健康教育形式与活动

1.低龄患者：可通过游戏（如角色扮演的方式模拟各种情境）和有趣的故事向儿童传达心理健康知识，帮助他们理解情绪、人际关系和自我认知等方面的概念，解决问题。也可以通过绘画、手工制作等艺术活动，让儿童表达情感，促进情绪的释放和情感管理能力的培养。

2.青少年患者：以体验和调适的形式进行健康教育，开设心理健康课程，向青少年传授心理健康知识、情绪管理技巧和压力应对策略，鼓励患者参与各种形式的心理健康促进活动，如运动比赛、艺术展览、团队合作等，以增强青少年的自信心和社交能力。

3.成年患者：可指导患者进行专业的心理咨询服务，帮助患者处理情绪困扰、焦虑、抑郁等心理问题，以及应对疾病治疗和康复过程中的心理挑战。为患者开设针对过敏性疾病或康复阶段的心理健康教育课程，向患者传授相关知识、情绪管理技巧和生活调整策略。也可以建立患者支持小组，让患者之间分享经验、提供情感支持和互助，促进彼此之间的情感交流。

（二）心理健康教育时机

患者的心理健康教育可在护理全过程中进行，为患者提供心理支持；尊重理解患者，建立良好的信任关系，倾听患者的情绪和困扰，了解患者的需求。

（三）促进家庭和社会支持

鼓励患者与家人、朋友和社区建立良好的支持网络，增强社会支持，共同发挥健康教育的作用。

二、认知行为治疗（由专业治疗师执行）

（一）概述

认知行为治疗（cognitive-behavioral therapy, CBT）是 20 世纪 70 年代发展起来的一种心理治疗技术，以美国心理学家贝克提出的认知疗法为载体，结合认知疗法（CT）和行为治疗（BT）的心理治疗方法，其核心理念是，通过一系列技术来不断地改变患者不合理的认识和行为，从而实现两者之间的良性循环，进而使不良的症状逐渐减轻，直至消失。CBT 通常被用于治疗焦虑症、抑郁症、创伤后应激障碍等心理健康问题，且已被广泛证明其有效性。

（二）常见的认知行为疗法技术

1.认知重构（cognitive Restructuring）：这是 CBT 的核心技术之一，旨在帮助个体识别和改变负面、扭曲的思维模式。通过认知重构，个体学会挑战和改变消极的自我评价、错误的信念和不健康的思维模式。

2. 行为实验（behavioral Experiments）：这种方法通过实际行动来测试和验证个体的负面信念和假设。通过实际体验，个体有机会重新评估其信念，并学会更健康的应对方式。

3. 暴露疗法（exposure Therapy）：主要用于治疗焦虑症和创伤后应激障碍等问题。暴露疗法通过逐渐暴露个体于引发焦虑或恐惧的情境，帮助其逐渐适应并克服这些情绪。

4. 行为活化（behavioral Activation）：这种方法主要用于治疗抑郁症，旨在帮助个体重新参与愉悦的活动和社交互动，以改善情绪和心理状态。

5. 解决问题的技能训练（problem-solving skills training）：这种方法旨在帮助个体学会更有效地解决问题和应对挑战，以减轻焦虑和压力。

三、放松训练

放松训练包含渐进式肌肉放松训练和呼吸放松法、想象放松法，放松训练不仅对机体的身体功能产生良好的影响，而且还会产生一定的心理效应，可以提高学习能力，改善记忆功能，稳定情绪。

（一）渐进性肌肉放松训练

渐进式肌肉放松训练，也叫逐步肌肉放松和深度肌肉放松，是一种逐渐的、有序的、使肌肉先紧张后放松的训练方法，注重体会放松的感觉。目前，渐进式肌肉放松已成为一种单独的训练方式。具体实施过程如下：

1. 首先，让患者处于一个安静、舒适、光线柔和的环境中，坐在舒适的椅子上，调整至合适的坐姿，也可以选择放松平躺。

2. 然后，指导患者用力收缩、紧绷自己身体某一处的肌肉，持续 5～10 秒，再慢慢松开肌肉，放松 30～40 秒。提醒患者注意其感受。

3. 当一部分肌肉进行训练时，尽量使其他肌肉保持放松。按照下列部位的顺序进行放松：

（1）双手：紧握拳头

（2）双前臂和肱二头肌：抬起前臂向肩膀处靠近

（3）前额：抬高眉毛拉紧前额肌肉

（4）眼：紧闭双眼拉紧眼周肌肉

（5）后颈：向后仰头

（6）咽喉部：张大嘴巴

（7）肩背部：抬高肩膀拉紧肩胛肌肉

（8）胸：深呼吸拉紧胸部肌肉

（9）腹：收腹拉紧腹部肌肉

（10）臀部：臀部肌肉向中间挤

（11）大腿：两腿紧紧并拢

（12）小腿：脚趾向上翘拉紧小腿肌肉

（13）双脚：向下弯曲拉紧脚上肌肉

训练过程中，给患者提示，发出紧张或放松的指令或跟着录音按顺序练习，每个动作尽量做到位。当患者处于放松状态时，可由患者决定结束训练。肌肉放松对健康状态的影响是逐渐显现的，需要指导患者将其作为家庭作业，每天训练最好两次，每次至少10分钟。

（二）呼吸放松法

呼吸放松法是一种简单易学的自我调节技巧，特别适合在紧张或焦虑情绪出现时使用。首先，找一个安静舒适的地方坐下或躺下，确保身体放松。然后，闭上眼睛，将注意力集中在呼吸上。通过鼻子慢慢吸气，感受空气进入肺部，腹部随之上升；接着，暂停片刻，然后缓缓通过嘴巴呼气，感受腹部下降。这种深呼吸方式可以持续进行5～10分钟，每天至少练习两次，以帮助身体逐渐适应这种放松的节奏。此外，呼吸放松法还可以与其他放松技巧结合使用，如冥想或渐进性肌肉放松，以进一步提升放松效果。

（三）想象放松法

想象放松法充分利用了人们的想象力，通过想象创造出轻松愉快的场景或画面，从而产生一定的主观体验，使机体找到一种平衡，达到放松身心的效果。以下为想象放松法的简要操作方法：

选择一处安静的地方，可站可坐可躺，总之尽量选择舒适的姿势。若站立，手自然垂于身体两侧；若坐，双手放松地置于腿上；若躺时，手放于身体两侧或放松置于腹部均可。指导患者闭上双眼，深呼吸三至五次，让患者的呼吸得以放缓，随后开始想象最喜欢的自然景象，在舒适、温暖、宁静的感受中放松自己的身心。

需要注意的是：所选景象要安静祥和令人心怡，如：患者喜欢大海，就要想象金色的沙滩，蔚蓝平静的海面波光粼粼，静静地聆听海浪的声音，低飞的海鸥，远处的白帆。有条件的话，在想象放松训练时，还可以配合音乐。在音乐的选择上，建议挑选无歌词的，喜欢的，平静、舒缓、轻松的音乐。

四、音乐疗法

世界音乐疗法联合会（WFNT）对音乐疗法的定义是：合格的音乐治疗师与来访者合作，运用音乐或音乐要素（声音、节奏、旋律与和弦），通过设计的治疗程序，以达到奖赏和促进交流、交往、学习，调动积极性、自我表达，促进团体和谐和其他相关治疗目的，从而满足身体上、情绪上、心灵上、社会和认知上的需求。它的目的是激发潜能，恢复个体机能，以便来访者能够达到身心更好地统一，通过预防、复原或者治疗使得生活状态最终得到改善。

专业的音乐疗法方式手段众多，更有不同的分类。全世界的音乐治疗师常用的音乐治疗技术有一百多种，通常分为三大类：接受式音乐治疗方法、再创造式音乐治疗方法和即兴式音乐治疗方法。具体操作方法需要结合患者的具体情况和治疗目标进行个性化设计。

（一）音乐聆听

音乐聆听，是音乐疗法中接受式音乐治疗方法技术之一，作为音乐治疗的初级方法，所有临床工作人员都可以为患者进行聆听指导，通过指导患者在闲暇之时不同的时间段选择适当的音乐，按照音乐情绪的属性分门别类，通过聆听相符合的音乐，使患者尽情去感受和释放情绪。例如：在晚上临睡前听平稳、松弛、安静类，如：《勃拉姆斯摇篮曲》《海顿小夜曲》等摇篮曲、小夜曲类音乐，有助于睡眠和休息；在早上或上午听活跃、欢快类，如：《卡门序曲》《解放军进行曲》《晨曲》等进行曲类音乐，使人精力充沛，意气风发；柔和、优美、抒情的音乐受限制较小，可在任何时间听，如：《蓝色多瑙河》《杜鹃圆舞曲》《梦里水乡》等。

（二）音乐聆听的方法

指导患者体验音乐聆听的方法：闭上眼睛，深呼吸，调整一个舒服的坐姿，如果有条件可以直接躺下。每呼气一次，都尝试放下自己所有紧张焦虑的想法，感受自己在释放压力。一边聆听音乐，一边在脑海中想象你内心最想要去的一个地方，试着感受每一个你可以想象到的细节（色彩，气味，景象）。如果在此过程中，你脑海中有一些分散注意力的想法，接受它们，再让它们过去。花点时间看看你想象中的这个地方，让你感到美好的地方，同时进行缓慢的深呼吸。准备结束想象时，减缓呼吸的频率，慢慢感受你周围的空间，动动身体，再睁开眼睛，回到现实空间中。

五、失眠的护理

抑郁和焦虑障碍有一个很常见的不良影响就是失眠。一些患者会有入睡困难（"入睡型失眠"，通常和焦虑有关），而另外一些患者则可能醒得很早（"清晨失眠"，和焦虑、抑郁都有关）。失眠的治疗包括睡眠卫生教育、药物治疗、非药物治疗（如失眠认知行为疗法 /CBT-I）。因为受到困扰的睡眠模式是经过了很长时间才形成的，因此要调整过来也需要比较长的时间才能见到效果。

（一）睡眠卫生教育

睡眠卫生教育是一套睡眠相关健康知识建议，包括生活方式、睡眠环境、睡眠生理等，通常作为辅助手段参与 CBT-I，作为行为治疗的铺垫，不建议作为独立的治疗模块。建议尽可能首诊时即启动睡眠卫生教育。

1. 建立规律的睡眠时间。合理安排好日常生活，保证每天大致在相同的时间上床睡觉、起床。这就说明不管你的疲劳程度如何，都要按时睡觉和起床。

2. 避免打盹。打盹会破坏目前的生物钟。可以在下午一点半前完成午睡。午睡不要超过半小时。

3. 避免在床上阅读、打电话、看电视，或者仅仅是在床上担心。床只是睡觉（或者性生活）的工具。只有晚上有睡意或者到了规定的睡眠时间时，才上床休息。

4. 避免睡觉前焦虑。在上床睡觉前避免争论和进行挑战性的任务。睡觉前保持风平浪静，做一些放松的或比较无聊的事情，上床前不要锻炼。

5. 提前设置"担忧时间"和"待做事情清单"。在上床睡觉前设置 3 个小时或更多的担忧时间，写下你的担忧，并列出一个待做事情的清单；计划好明天或者本周你将要做什么。

6. 每天坚持规律的体育锻炼，根据自身情况，选择慢跑、快走、游泳等，每天不少于 30 分钟。

7. 午饭后避免喝咖啡，在晚餐时避免摄入过多液体和过多食物（如油脂食品或糖）。睡前 6 小时内不喝酒。必要的时候可以咨询营养师，以计划有利于睡眠的晚餐。

8. 保持卧室环境安静、整洁、舒适，以及适宜的光线和温度。

9. 如果睡不着就起床（无须看表），应离开卧室，进行一些放松活动，直到感觉有睡意再返回卧室睡觉。如果再次感觉到大约 20 分钟内仍然无法入睡时，重复上条策略，如果有必要，整晚都可重复该过程。

10. 不要强迫自己入睡。避免过度关注并试图努力入睡；不要担忧自己失去了控制自己睡眠的能力。

（二）非药物治疗

非药物治疗的方法众多，其中针对失眠的认知行为疗法具有较好的循证医学证据支持，在临床实践中应优先考虑，但从现实情况看，施行认知行为疗法需要专业的执业人员完成，目前我国能够从事认知行为疗法的专业资源相对匮乏，推广尚需时日。

六、用药护理

（一）概述

有相当多的证据证明，大多数精神障碍的药物治疗与认知行为治疗的疗效相同，但对于非常严重的焦虑障碍和严重的抑郁来说，最好的治疗方案是药物治疗联合心理治疗。焦虑障碍、抑郁症、睡眠障碍患者所有药物须在专业医生指导下用药。告知患者一定不能擅自购买、换药或停药。

焦虑障碍患者可以考虑使用药物治疗，在急性和慢性治疗中，常使用的药物是 5-羟色胺 1A 受体部分激动剂、选择性 5-羟色胺再摄取抑制剂（SSRIs）或者苯二氮䓬类药物。苯二氮䓬类药物也是治疗睡眠障碍最为常见的药物类别。所有的抑郁症患者都应该把药物治疗作为一种选择，抑郁症的药物治疗应遵循全病程治疗、个体化治疗、综合治疗、关注认知功能及社会功能恢复的原则。5-羟色胺再摄取抑制剂（SSRIs）作为一线药物（1 级证据）是抑郁症治疗中最常用的药物种类。

（二）用药注意事项

1. 使用药物治疗期间，时刻观察病情变化和不良反应，常见不良反应有：恶心、呕吐、消化不良、腹泻、出汗、激越、焦虑、头痛、失眠、震颤、性功能障碍、低钠血症、皮肤出血性疾病等情况。

2. 长期用药时应定期评估疗效，是否继续用药；监测血常规、肝肾功能。不能过量使用，应避免与酒精或其他能引起嗜睡作用的药物合用。

3. 使用苯二氮䓬类时，尤其老年人由于躯体功能受损，容易跌倒，应避免长期使用。与长半衰期药物比较，短至中半衰期药物更容易出现。

4. 由于存在症状反弹和戒断综合征的风险，需要提醒患者根据医嘱时间和方法服用药物，按需进行复查，不能突然停止使用。

5. 患者及其家人要警惕患者出现行为异常、病情恶化或自杀倾向。一旦出现，应立即就诊。

6. 服药期间应避免从事驾驶、仪器操作或其他集中精神才能完成的操作时应谨慎使用，以免发生事故。

参考文献

[1][美]莱希（Leahy, RL.），等.赵丞智，等，译.抑郁和焦虑障碍的治疗计划与干预方法[M].2版.北京：中国轻工业出版社，2014：103-104，469-471.

[2] 杨钦泰.世纪顽疾：过敏[M].北京：人民卫生出版社，2024：267.

[3] 杨艳杰，曹枫林.护理心理学[M].5版.北京：人民卫生出版社，2022：87，89，95-97.

[4] 中华医学会神经病学分会，中华医学会神经病学分会睡眠障碍学组.中国成人失眠诊断与治疗指南（2017版）[J].中华神经科杂志，2018，51（5）：

324-335.

[5] 中华医学会, 中华医学会杂志社, 中华医学会全科医学分会, 等 . 抑郁症基层诊疗指南（2021 年）[J] . 中华全科医师杂志, 2021, 20（12）: 1249-1260.

[6] 中华医学会, 中华医学会杂志社, 中华医学会全科医学分会, 等 . 广泛性焦虑障碍基层诊疗指南（2021 年）[J]. 中华全科医师杂志, 2021, 20（12）: 1232-1241.

第五章

特殊疾病护理

第一节　遗传性血管性水肿护理

一、疾病概述

遗传性血管性水肿（hereditary angioedema, HAE）是一种罕见的、以反复发作的皮下和（或）黏膜下水肿为特征的常染色体显性遗传性疾病。多以无痛性、非凹陷性水肿为典型特征。加重可引起剧烈腹痛及急性呼吸困难甚至诱发窒息，抗组胺药物和肾上腺糖皮质激素治疗无效，严重者可导致死亡。

（一）流行病学

遗传性血管性水肿属于罕见疾病，国外文献报道患病率约 1.5/100 000，我国目前仍然缺乏流行病学数据。临床上血管性水肿患者中约 2% 为本病。发病率无种族性别差异。多见于儿童及青少年，可以持续终生。

（二）病因

遗传性血管性水肿属于遗传性疾病，发病是由于 C1 酯酶抑制物（C1-inhibitor, C1-INH）、F Ⅻ、血管生成素 −1 基因（ANGPT-1）、纤溶酶原基因（PLG）

突变,导致相应的蛋白质水平和(或)功能异常,进而引起缓激肽等水平增高,毛细血管扩张,最终导致水肿的发生。根据致病机制不同,目前国际上将 HAE 分为 C1-INH 缺乏型(HAE-C1-INH)和非 C1-INH 缺乏型(HAE-nC1-INH)。C1-INH 缺乏型是由于 C1-INH 基因突变导致 C1-INH 量降低或者功能缺陷,临床上分为 1 型和 2 型。HAE 1 型患者 C1-INH 量减少进而使其功能不足,约占 85%;HAE 2 型患者 C1-INH 量正常甚至偏高,但功能降低,约占 15%。非 C1-INH 缺乏型:C1-INH 量和功能均正常,此类患者绝大多数发生于女性,其中部分患者是由于 FXII 基因突变(约占 24.5%),还可能与纤溶酶原基因(PLG)和血管生成素 -1 基因(ANGPT1)突变所致,还有些患者致病基因不明。

北京协和医院研究结果表明,我国患者 HAE1 型比例更高,占 98.73%;2 型仅占 1.27%;目前尚未见 HAE-nC1-INH 型报道。

(三)临床表现

HAE 通常在 30 岁前起病,青春期加重,水肿常呈急性发作。临床上以反复发作、难以预测的皮肤和黏膜下水肿为特征。水肿的特点是发作性、自限性,一般在 3～5 天自然缓解,呈非对称性,非可凹性,不红亦无疼痛。HAE 遗传缺陷是终生的,但水肿却是间断发生的,水肿可累及身体任何部位,以四肢、颜面、生殖器、呼吸道和胃肠道黏膜较为常见。其中最致命的是上呼吸道黏膜水肿,可因喉水肿迅速进展导致呼吸困难或窒息,如抢救不及时可窒息死亡,致死率高达 11%～40%,是 HAE 的主要死因之一。喉水肿可发生于任何年龄,表现为声音嘶哑、发音困难、吞咽困难可迅速进展,出现窒息及呼吸困难。喉水肿一旦出现,即可反复发生,症状也不断加重。喉水肿可自然发生,也可因局部受压或口腔部手术所诱发,拔牙被认为是最危险的诱发因素。消化道黏膜水肿发作表现为剧烈腹痛,伴恶心、呕吐,因此常被误诊为急腹症,导致不必要的腹部手术。少见水肿可以出现尿潴留、胸腔或腹水。脑水肿可以发生头痛、惊厥或偏瘫。

二、护理评估

（一）疾病病症

1.症状：明显的皮肤和黏膜下水肿表现。水肿的特点是发作性、自限性，一般在3～5天自然缓解，呈非对称性，非可凹性，不红亦无疼痛。水肿可累及身体任何部位，以四肢、颜面、生殖器、呼吸道和胃肠道黏膜较为常见。

2.既往全身水肿史或家族水肿史

（二）健康状况

1.一般情况：评估患者生命体征、体重、身高，神志意识、发病前4～12小时有无外伤史如：碰撞、挤压、抬重物等；发病前情绪激动、气温骤变、拔牙、手术、月经期、哺乳期、感染等情况；是否服用雌激素型避孕药等。

2.既往史：评估首次水肿发生的年龄，发作的频率，伴随症状，缓解方法等。

3.家族史：HAE是常染色体显性遗传，家族史对HAE的诊断非常重要，评估家族中是否有类似的患者。

4.过敏史：详细询问有无药物和食物过敏情况。

5.用药情况：评估患者对抗组胺药、糖皮质激素和肾上腺素的效果。

6.生活方式：评估患者生活环境、职业、饮食习惯、嗜好、社会状况。

7.社会心理：评估患者有无紧张、焦虑、精神压力等。

（三）生理功能

全身水肿部位生理功能状况，尤其是呼吸道喉头水肿情况，呼吸状态。

（四）自理能力

生活自理能力、自我管理能力（症状监测、药物使用和依从性）筛查与评估。

（五）风险并发症

喉头水肿导致窒息

三、诊断依据

（一）家族史

HAE 是常染色体显性遗传，因此家族史对 HAE 的诊断非常重要，但有近 25% 的患者因自发突变所致，因此这部分患者没有 HAE 家族史。

（二）典型的临床表现

1. 反复发作的皮肤和黏膜局限性水肿。

2. 有明显自限性，1～3 天可自行缓解。

3. 反复发作的咽喉水肿。

4. 反复发生不明原因的腹痛。

5. 水肿的出现与情绪、月经，特别是外伤有一定关系。

6. 皮肤不痒，不伴有荨麻疹且抗组胺药、糖皮质激素和肾上腺素均无效。

（三）检查结果

血清 C4 水平降低可以用于疾病初步筛查，而 C3、C1 大致水平正常。发作期血清 CH50 降低。1 型遗传性血管性水肿血清 C1-INH、C4 均降低；C1-INH 的正常值为 330-620u/L。Ⅱ 型 C1-INH 血清浓度正常但功能不良，血清 C4 也降低；非 C1-INH 缺乏型：C1-INH 正常，C4 正常。以上补体检查均需重复 1 次。

（四）基因检测

对于 HAE-nC1-INH 患者，需要进行相关基因（HAE-F Ⅻ、ANGPT1、PLG）的检测，以明确诊断。对于 1 岁以下婴幼儿，C1-INH 浓度及功能正常不能排除 HAE 的诊断，需在满 1 岁后重复检查。

（五）其他

胸腹痛者可以做腹部影像学检查，可见肠壁水肿增厚及肠道液平面，腹水、胸腔积液等少数患者可由于大面积水肿，导致血液浓缩而出现肾前性氮质血症。

（六）皮肤组织病理

发作时组织病理改变同普通血管性水肿。水肿位于真皮网状层或皮下脂肪层或黏膜下层，可见血管扩张，可伴或不伴炎症细胞浸润。

四、护理措施

（一）症状控制与疾病管理

由于 HAE-1/2 是一种不可预测、痛苦、危及生命的疾病，会给患者及其家属带来巨大的压力负担，因此应通过共同决策仔细制订个性化治疗计划。个性化治疗计划主要包括疾病预防措施、家庭护理、自我管理，还包括急性发作时的紧急治疗对策及相关药物的使用。

1.疾病缓解期护理：指导患者进行 HAE 发作记录本的登记，了解患者的疾病活动度、患者的生活质量、医疗资源的可用性，以及适当的按需治疗疾病能否充分控制。针对可疑的诱因告知患者如何避免 HAE 发作。指导患者制定 HAE 身份证（内容可包括：患者疾病诊断信息，目前用药方案，急救处理措施、联系方式等）。针对可能诱发疾病发作的因素包括手术、口腔操作、有创检查，或者有预知的情绪应激及过度疲劳，应提前告知医生，采取相应的短期预防性治疗措施。应指导患者尽量避免血管紧张素Ⅱ受体拮抗剂、口服雌激素型避孕药、雌激素替代治疗和妊娠等可使部分患者病情加重的因素。

2.急性发作期的护理：急性发作的患者，立即电话联系有相关 HAE 诊疗条件的医院，患者或家属告知医生急性症状发作时间、发作程度及范围，有无携带治疗急救药物，并在专科医生指导下使用自备急救药物，如使用急救药物后 1 小时内无明显缓解或医生判断症状发作较为严重立即前往附近大型医院（建议选择有新鲜冰冻血浆输注条件的医院）急诊科就诊。

喉头水肿是急性 HAE 的严重症状，是主要致死原因之一。如患者出现吞咽困难、喉咙紧绷感及喉部肿物感等呼吸困难前驱症状，应立即引起重视，迅速处理，严密观察病情和生命体征变化、观察其气道和全身情况，准备好急救设备，有发生窒息危险时应果断配合医生行气管插管或气管切开，挽救患者生命。对于胃肠道黏膜水肿引起的剧烈腹痛、恶心、呕吐、腹泻，以及由于大量液体转移到肠壁、肠腔及腹腔内而引起低容量性休克需要给予解痉镇痛药，止吐药，并积极补液。还应给予对症治疗。

（二）用药管理

1.急性发作期用药：（1）一线药物为血源性 C1-INH（妊娠及哺乳期首选）和重组人 CI-INH、缓激肽受体拮抗剂（醋酸艾替班特）、血浆激肽释放酶抑制剂（艾卡拉肽）对 HAE 急性发作均具有很好的控制作用。（2）二线药物为冰冻病毒灭活血浆、新鲜冰冻血浆，水肿急性发作后，给予 2～3 U 新鲜血浆，30 分钟到数小时后，水肿逐渐消退，不良反应主要为输血反应。

2.短期预防用药：一线药物为血源性 C1-INH（妊娠及哺乳期首选），二线药物为弱雄性激素和新鲜冰冻血浆。达那唑为目前最常用于预防性治疗的弱雄性激素，不良反应有毛发增长、体重增加、女性男性化、月经紊乱、脂溢性皮炎、影响生长发育、肝损害等。主要禁忌证为妊娠、哺乳期妇女，儿童及前列腺癌患者。使用达那唑期间要定期监测肝脏功能。

3.长期预防用药：一线药物为血源性 C1-INH（妊娠哺乳期首选）、拉那利尤单抗、贝罗司他（口服）。二线药物为弱雄性激素达那唑和抗纤溶制剂。拉那利尤单抗，用于 12 岁以上 HAE 患者的长期预防。抗纤维蛋白溶解药：疗效不如雄激素，但因为其安全性高于达那唑，目前许多学者提倡将氨甲环酸作为儿童长期预防的一线用药。不良反应有肌痛、眩晕、直立性低血压、血栓栓塞。

4.HAE 急性发作不可预测，可在任意时间、任意地点发作，特别是喉部水肿的发生及窒息的死亡风险对患者造成极大的困扰。护理人员应根据病情给予相关疾病知识指导，告知急性发作的应对措施等，减轻患者紧张焦虑情绪。

（三）整体健康促进

1.疾病宣教：告知患者本病是罕见的遗传性疾病，水肿常呈急性的、难以预测的反复发作，某些因素可能会诱发。鼓励HAE-1/2患者通过具有HAE专业知识和经验的卫生保健机构了解疾病相关知识。

避免可能的诱发因素：水肿可以自发，但更多见于寒冷、创伤、局部外伤、手术、口腔操作、有创检查。手术创伤、牙科手术和其他与上消化道机械冲击相关的检查、治疗措施（如气管插管、支气管镜检查或食管－胃－十二指肠镜检查）可能导致干预部位附近的血管性水肿。与这些手术相关的血管性水肿通常发生在48小时内；拔牙后，超过三分之一没有术前预防的患者可能出现局部血管性水肿，50%的肿胀发生在10小时内，75%在24小时内开始；护理人员应密切观察相关病情变化。术前预防可降低与这些干预相关的血管性水肿的风险，因此，建议在医疗、外科或牙科手术前进行。尽量避免暴露于其他血管性水肿发作的诱发事件。

2.长时间坐或站立，某些食物、药物（含雌激素的口服避孕药和雌激素替代疗法、含有ACE抑制剂的抗高血压药物）、化学品，感染和过度疲劳或焦虑忧伤、精神压力、发热性疾病和月经周期等因素诱发。患者易在外伤部位发生水肿，幼年时多见于碰撞和挤压，成年人则以情绪不安、拔牙、手术、创伤等为最危险的诱发因素。大多数HAE-1/2儿童的发作没有明显的触发因素。感染似乎是儿童时期更常见的诱因。对儿童进行预防感染（如喉咙感染）可以减少发作的频率。其他的触发因素也要关注，如涉及机械创伤、情绪波动（压力）和剧烈身体活动。对疑似诱因的应个体化进行干预，必要时应采取预防措施，以避免在活动和生活方面的诱因。应该为幼儿园或学校负责儿童的教育工作者、教师和保健人员提供患者有关该疾病的书面信息，避免诱发因素，并提供管理 HAE 发作的建议，包括气道发作治疗的紧急处理。

3. 每一位 HAE 患者都应考虑进行家庭治疗和自我给药指导，应该被指导如何自我给药。在疾病急性发作时自我给药是至关重要的，作为有效早期治疗的关键。同样，自我给药也有助于长期预防。自我管理培训应包括家庭治疗伙伴，即家庭成员或朋友、照护人员，当患者感到不舒服不能胜任自我治疗时可以提供支持、建议和治疗。对于上呼吸道受累的病例（如舌头、舌、后咽、小舌、喉和声带），早期治疗是至关重要的。患者在等待转院时应自行进行治疗。鼓励所有患者在接受治疗后立即寻求进一步的治疗。上呼吸道肿胀可能会进展或反弹，可能需要重复给药。在治疗后寻求紧急护理对降低窒息的风险至关重要。

4. 本病是遗传性疾病，也是终生疾病，需要终生随访。建议 HAE 患者至少每年进行一次医疗评估。新诊断的患者和那些接受长期预防的患者应在较短的时间间隔内观察，直到达到控制。服用雄激素的患者应继续每年就诊两次。

5. 长期预防：对于没有明确诊断的患者，推荐进行长期预防，目的是减少 HAE 对日常生活的影响，防止致命性水肿的发生。

6. 按医嘱服药，不要随意调整剂量和停用药物，观察药物不良反应，定期检测肝功能。记录的疾病活动、影响和控制，以及肿胀发作按需治疗的使用频率和有效性。定期进行身体检查和适当的实验室评估。

7. 建议患者长期佩戴手腕带，写清楚联系人、联系电话，疾病诊断，就诊的医院和科室，随身携带病历卡，标明自己患有本病，可能表现及抢救方法，以便急性发作时急救人员参考。

（四）健康教育与自我管理

1. 疾病宣教：遗传性血管性水肿是遗传病，家庭成员包括 HAE-1/2 患者的祖父母、父母、兄弟姐妹、子女和孙辈，应筛查 C1-INH 功能、C1-INH 蛋白和 C4 血浆水平。以免延迟诊断、延迟治疗导致患者生活质量下降甚至增加严重发作死亡风险。

2. 熟悉疾病相关诱发因素，协助患者避免可能的诱发因素，并提供支持。避免做剧烈运动及可能发生损伤的活动，如需要做手术、拔牙、口腔检查等需告知医生，提前预防用药。

3. 做好心理支持：多关心、安慰患者，鼓励患者保持情绪稳定，避免情绪波动、焦虑、紧张和过度劳累等。

4. 长期预防用药：目前有长期预防疾病发作的药物，督促患者按时服药，减少疾病的反复发作。了解患者治疗计划、掌握家庭自我给药，以便在患者急性发作时给药帮助。

（五）并发症预防与健康监测

严密监测患者症状及体征，一旦出现喉头水肿症状及时处理；平时叮嘱患者注意自我检测，一旦出现水肿症状及时就诊。

五、结局评价

（一）疗效

水肿症状明显改善并消失，通过药物预防及长期随访，患者生活质量明显改善。

（二）安全

未发生并发症/其他药物不良反应或并发症/药物不良反应得到及时控制。

（三）经济

能够负担直接（药物、检查、治疗等）和间接（交通、家庭护理等）医疗费用，接受治疗产生的时间成本，未造成工作和生产力损失。

（四）感受

通过问卷或访谈评价生活质量的改善情况，对护理过程的满意度，参与程度和对护理计划的遵循情况。

六、思考题

张某，女，35 岁，2019 年 6 月因"呼吸困难伴意识障碍 1 天"就诊后入院。患者 2019 年 6 月 8 日被一个小球击中头部（轻击）后，出现了头部水肿，呼吸困难，就诊于急诊科。患者拒绝行颅脑 CT 检查，给予抗过敏等对症处理。患者 9 日头部水肿加重，出现呼吸困难，伴头面部水肿。9 日下午 13：20 出现呼吸困难加重，伴意识丧失，心率下降，紧急行气管插管、气管切开术，并予以脱水降颅压、抗感染等对症支持治疗。由其既往病史得知，该患者有 18 年的频发的皮肤水肿病史，其症状通常在 3～4 天后缓解，且使用抗组胺药物后症状无明显改善。患者血清补体 C4 浓度为 0.05 g/L（正常范围：0.16～0.38 g/L）且反复发作皮肤水肿，血清 C1-INH 功能检测结果为 0.01 IU/mL（正常范围：0.7～1.3IU/mL）。

请问：

（1）针对上述病情，患者的医疗诊断可能是什么？

（2）有哪些严重表现，应采取哪些相应的护理措施？

（3）日常护理需要注意什么？

参考文献

[1] 支玉香，安利新，赖荷，等．遗传性血管性水肿的诊断和治疗专家共识 [J]．中华临床免疫和变态反应杂志，2019，13（01）：1-4．

[2] 陈仁贵．遗传性血管性水肿（综述）[J]．临床儿科杂志，1987（05）：311-313．

[3] 刘光辉．临床变态反应学 [M]．北京：人民卫生出版社，2014．

[4] 曹阳，刘爽，支玉香．遗传性血管性水肿发病机制研究进展 [J]．中国医

学科学院学报，2020，42（5）：686-689.

[5] 张晓丽，李新宇，林彤. 氨甲环酸治疗遗传性血管性水肿的机制与疗效 [J]. 中国皮肤性病学杂志，2022，36（12）：1451-1454.

[6] 张雪英，李文飞. 遗传性血管性水肿 [J]. 中国麻风皮肤病杂志，2014，30（9）：541-544.

[7] MAURER M, MAGERL M, BETSCHEL S, et al. The international WAO/EAACI guideline for the management of hereditary angioedema-The 2021 revisionand update[J]. Allergy, 2022, 77（7）：1961-1990.

第二节　小麦依赖—运动诱发严重过敏反应护理

一、疾病概述

食物依赖—运动诱发严重过敏反应（food-dependant exercise-induced anaphylaxis, FDEIA）是指进食某些食物变应原联合运动而导致的严重过敏反应。海鲜、小麦、坚果、蔬菜、水果等多种食物均可导致 FDEIA，其中小麦是导致 FDEIA 最常见的过敏原。

（一）疾病流行病学

1985 年，Kushimoto 首次报道了小麦相关的 FDEIA，该类型又称为小麦依赖—运动诱发严重过敏反应（wheat-dependant exercise-induced anaphylaxis, WDEIA）。目前尚缺乏全球 WDEIA 的流行病学数据，2004 年，北京协和医院尹佳等诊断了中国首例 WDEIA，并在国际会议上进行报告。在日本，小麦是导致 FDEIA 的主要致敏原，56% 的 FDEIA 患者为 WDEIA。而中国，将近 37% 的食物诱发严重过敏反应患者的过敏原为小麦。

（二）病因

小麦，作为一种主要的食物来源，可通过 IgE 介导和（或）细胞介导途径引起多种过敏反应。小麦过敏的临床表现因暴露方式不同而存在差异，吸入小麦可导致面包师哮喘，食入小麦可导致传统的食物过敏反应或 WDEIA。WDEIA 只会发生在摄入小麦 1～6 小时后，除了进行体育锻炼或运动之外，阿司匹林、酒精摄入、感染或压力等辅助因素也会导致摄入小麦后立即发生超敏反应。WDEIA 的发病机制尚不明确，目前存在以下假说：（1）运动可降低肥大细胞及嗜碱性粒细胞的活化阈值。（2）运动诱导血流重新分配及血浆高渗状态，血浆渗透压升高，引起嗜碱性组胺释放，诱导酸中毒和肥大细胞脱颗粒。（3）运动可通过增加胃肠道渗透性以增加变应原的生物利用度。（4）胃黏膜组织谷氨酰胺转氨酶活性增加、肥大细胞异质性增加等均可能参与疾病的发生。

（三）临床表现

1. 皮肤、黏膜：瘙痒和风团样皮疹、肢体／颜面部水肿。

2. 呼吸系统：呼吸困难、喘息性支气管痉挛、喘鸣和低氧血症。

3. 循环系统：血压降低及低血容量症状（心悸、头晕、黑蒙／朦、晕厥等）。

4. 消化系统：出现持续的胃肠道症状（恶心、呕吐、腹痛、腹泻等）。

5. 终末器官功能障碍的相关症状：肌张力减退、意识丧失和尿失禁。

二、护理评估

（一）疾病与病症

1. 症状：询问患者是否有在摄入小麦后运动时出现过敏反应，包括但不限于皮肤症状（如荨麻疹、血管性水肿）、呼吸症状（如喘息、呼吸困难）、消化系统症状（如恶心、呕吐、腹痛）和心血管症状（如头晕、心悸、血压下降）等。

2. 体征：检查患者是否有皮肤红肿、呼吸困难的迹象，以及是否有循环系统受影响的体征。

3. 健康史：了解患者是否有食物过敏史、过敏性疾病史、家族过敏史、心脑血管病史，以及是否有因小麦摄入后运动而诱发过敏反应的既往史。目前用药情况，有无使用阿司匹林、非甾体抗炎药。

4. 辅助检查结果：包括过敏原皮肤点刺试验、血清特异性 IgE 检测、食物激发试验等。

（二）健康状况

1. 基本信息：记录患者的神志与生命体征，以及基本信息如年龄、性别、文化程度、职业、性格特点等。

2.生活质量：评估过敏反应对患者睡眠、饮食和生活质量的影响。

3.学业与社交影响：了解疾病对患者学业或社会交往的影响，以及患者是否出现行为问题，如焦虑、抑郁等情感障碍。

4社会心理：评估患者的疾病认知、护理需求、情绪反应、应对策略及社会支持等。

（三）生理功能

1.过敏反应：评估患者过敏反应的严重程度、频率和触发因素。

2.呼吸功能：评估患者是否存在因过敏反应导致的呼吸功能受损。

3.心血管功能：评估患者是否有因过敏反应导致的心血管系统症状，如心律失常、血压异常等。

（四）自理能力

生活自理能力和自我管理能力，包括避免触发因素、紧急情况下的自我救助能力、药物使用的方法。

（五）风险与并发症

因过敏反应导致的严重并发症风险，如过敏性休克、窒息、器官损伤等。

三、诊断依据

（一）临床标准

当满足标准1、2、3和4或标准1、2、3和5时，WDEIA极有可能发生。

1.与运动期间发生的过敏反应一致的体征和症状，但只有在运动前摄入小麦制品时才会出现：

（1）急性发作（数分钟至数小时），伴累及皮肤和（或）黏膜组织，或两者兼而有之（如全身性荨麻疹，瘙痒或潮红、唇—舌—舌肿胀）并至少有以下一种：

1）呼吸系统损害（如呼吸困难、喘息性支气管痉挛、嘶鸣和低氧血症）；

2）血压降低或终末器官功能障碍的相关症状（如高血压、晕厥和尿失禁）。

（2）暴露于小麦过敏原后迅速发生（数分钟或数小时）迅速出现下列两种或两种以上症状：

1）皮肤黏膜组织受累（如全身性荨麻疹、潮红瘙痒，唇舌肿胀）；

2）呼吸系统损害（如呼吸困难、喘息—支气管痉挛、喘鸣和低氧血症）；

3）血压降低或相关症状（如肌张力减退、晕厥和尿失禁）；

4）持续的胃肠道症状（如腹痛、呕吐）。

2.患者在食用小麦产品后 6 小时内进行运动时发病。

3.对小麦 I 型过敏的证据：对小麦提取物的特异性 IgE 呈阳性，特别是对面筋和（或）ω-5 醇溶蛋白，或对面筋和（或）醇溶蛋白的皮肤试验呈阳性。

4.当避免食用小麦产品或在食用小麦相关食物后 6 小时内避免运动时，未发生 WDEIA。

5.症状可能在不参与运动的情况下出现；而在其他增强因素如非甾体抗炎药（NSAIDs）、阿司匹林和酒精的存在下出现。

（二）检查结果

1.变应原皮肤点刺：小麦相关食物变应原皮肤点刺试验结果为阳性。

2.血清 IgE 检测：包括血清总 IgE 和特异性 IgE 检测，有助于评估过敏反应的严重程度和过敏原特异性。特异性 IgE 常规检测小麦、面筋和 ω-5 醇溶蛋白，特异性 IgE 水平≥0.35 kUA/L 为阳性。

3.其他检查：食物运动激发试验，不同的小麦量和触发反应所需的运动程度存在个体差异，激发期间可能发生严重的过敏反应。因为这些危险，食物运动激发试验在中国暂未获得伦理委员会的批准。

四、护理措施

（一）症状控制和急性发作期护理

1.症状控制：根据患者症状的严重程度和对日常生活的影响，提供相应的对症护理，在急性发作期，遵医嘱使用抗组胺药物、皮质类固醇和肾上腺素等药物以迅速缓解症状。

2.急性发作期护理：在患者出现严重过敏反应时，应立即评估生命体征，并迅速采取急救措施，如使用自动注射肾上腺素（EpiPen）等。密切监测患者症状变化，及时通知医生处理。

（二）用药管理

1.急性期用药：在急性期，根据病变严重程度使用合适的抗组胺药物和皮质类固醇，如：早期出现皮肤症状时，口服 H_1 抗组胺药（如氯雷他定、西替利嗪等）。出现哮喘症状时，吸入短效 β_2 肾上腺素受体激动剂（如沙丁胺醇吸入气雾剂等）。并密切观察药物疗效及不良反应。

2.长期预防用药：对于频繁发作的患者，可能需要长期预防性使用药物，如白三烯受体拮抗剂等，并指导患者正确使用。

3.药物携带与使用教育：严重过敏反应一旦发生，立即肌内注射肾上腺素是唯一的一线治疗。教育患者和家属如何携带和使用急救药物，如自动注射肾上腺素（EpiPen），并确保他们了解在何时何地使用。

（三）整体健康促进

1.生活方式调整：指导患者避免摄入小麦制品，并在运动前采取预防措施，如避免高风险食物的摄入。教育患者识别小麦制品的隐藏来源，并学会阅读食品标签。

2.运动指导：与患者讨论运动的安全性，提供适当的运动建议，并在运动前后采取预防措施。

3. 避免其他危险因素（如非甾体抗炎药、酒精、感染）。心血管疾病患者每日服用阿司匹林时，应严格避免服用小麦制品或含麸质的食物。

4. 心理支持：提供心理支持，帮助患者管理焦虑和恐惧，鼓励他们参与日常活动。

（四）健康教育与自我管理

1. 疾病知识教育：向患者解释小麦依赖运动诱发严重过敏反应的病因、症状和触发因素，讨论诊断过程和治疗方案。

2. 自我管理教育：教育患者如何监测症状，识别过敏反应的早期迹象，并采取适当的自我管理措施。

3. 紧急情况应对：教育患者在出现过敏反应时如何自我急救，包括使用自动注射肾上腺素，并知道何时寻求紧急医疗帮助。建立紧急求助流程并设置紧急联系人。

（五）并发症预防与健康监测

1. 定期评估：定期评估患者疾病发作时症状变化和生活质量，以及对治疗的反应。

2. 并发症监测：观察患者是否有并发症的迹象，如哮喘发作、过敏性休克等，并及时处理。

3. 定期随访：安排定期随访，以评估治疗效果和调整治疗方案，确保患者得到最佳的护理。

五、结局评价

（一）症状指标

1. 过敏症状：是否有效缓解了患者的临床症状，包括皮肤症状（如荨麻疹、红斑）、呼吸道症状（如喘息、呼吸困难）、消化道症状（如腹痛、腹泻）和心血管症状（如心悸、血压下降）等。

2.严重过敏反应：评估严重过敏反应的频率和严重程度。

（二）辅助检查

1.生物标志物的变化：通过检测患者治疗前后血清特异性 IgE 水平的变化，评估治疗效果。例如，面筋特异性 IgE 和 ω-5 醇溶蛋白特异性 IgE 水平。

2.血液检查：包括血常规、C 反应蛋白等，评估炎症反应和身体的整体健康状况。

（三）生活质量

1.食物过敏生活质量问卷（FAQ）：这是一个专门针对食物过敏患者的生活质量评估工具，包括饮食限制、担忧、情感影响和社交限制等方面。

2.过敏生活质量问卷（AQLQ）：评估过敏症状对患者日常生活的影响，包括活动限制、症状、情感功能和环境控制等方面。

六、思考题

李某，男，42岁，午餐进食馒头、青椒、猪肉、黄瓜、芹菜、食用油、酱油、食用盐，饭后 1 小时左右，打羽毛球 20 分钟后周身出现风团、瘙痒，并伴有明显胸闷、气憋症状，持续约 5 分钟，感觉胸闷症状加重，呼吸困难、头晕、心悸、出现晕厥，意识丧失，大小便失禁，经 120 送急诊救治。当时血压下降至 65/35mmHg，予以肌注肾上腺素、激素、抗过敏药物治疗后缓解，入院检查心脏彩超、心电图均未见明显异常。患者诉既往曾出现进食面包后 30 分钟，步行上班途中出现类似症状，经上述治疗后可缓解。高血压病史 3 年，否认家族及个人过敏史。过敏原皮肤试验显示：屋尘螨、粉尘螨阳性，霉菌、花粉等吸入过敏原阴性，小麦提取物阳性，猪肉、黄瓜、芹菜等食物过敏原为阴性。血清学检测：总 IgE 556kU/L，面筋 f79 11.0 kUA/L（3 级）、小麦 f4 0.75kUA/L（2 级）。诊断为小麦依赖—运动诱发过敏反应。

请问：

（1）根据患者两次发病情况，护理评估应重点评估哪些内容？

（2）如何对患者进行针对性的健康指导？

参考文献

[1] 杜志荣，尹佳，李俊达，等. 小麦依赖－运动诱发荨麻疹患者的临床特征 [J]. 中华临床免疫和变态反应杂志，2020，14（01）：33-39.

[2] HARADA S, HORIKAWA T, ASHIDA M, et al. A spirin enhances the induction of type I allergic symptoms when combined with food and exercise in patients with food-dependent exercise-induced anaphylaxis [J]. Br J Dermatol，2001, 145（2）：336-9.

[3] SCHERF K A, LINDENAU A C, VALENTINI L, et al. Cofactors of wheat-dependent exercise-induced anaphylaxis do not increase highly individual gliadin absorption in healthy volunteers[J]. 2019, 9：19.

[4] JIANG N N, WEN L P, LI H, et al. A New Diagnostic Criteria of Wheat-Dependent, Exercise-Induced Anaphylaxis in China[J]. 中华医学杂志：英文版，2018, 131（17）：6.

[5] 尹佳，文利平. 小麦－依赖运动诱发的严重过敏反应：15 例病例分析 [J]. 中华临床免疫和变态反应杂志，2010，4（01）：26-32.

第三节　过敏性紫癜护理

一、疾病概述

过敏性紫癜（henoch-schönlein purpura, HSP）又称亨—舒综合征 Henoch-Schonleinsyndrome，亦称免疫球蛋白 A 血管炎（IgA vasculitis, IgAV），是以全身小血管炎为主要病变的血管炎综合征。由于机体对某些致敏物质发生变态反应，导致毛细血管和小血管壁及周围产生炎症，血管壁通透性和脆性增高，血液外渗所致。主要表现为非血小板减少性可触性皮肤瘀点或紫癜，伴关节肿痛、腹痛、便血和血尿、蛋白尿等。其为自限性疾病，89% 可自行消退，但易复发。临床上常将 HSP 分为单纯型、胃肠型、关节型、肾型、混合型等。

可发生于所有年龄段儿童，最小病例报道为 6 个月患儿，但多见于 2～6 岁，75% 患者小于 8 岁，90% 患者小于 10 岁。男孩多于女孩，男女之比为 1.2～1.3∶1，四季均有发病，但春秋季多见。世界范围内，过敏性紫癜的发病率为 3～26.7/10 万，亚洲人群发病率较非洲及欧美人群高，且近几年发病率有增加趋势。过敏性紫癜复发率高，因种族、季节、气候、治疗依从性等影响有所不同。国外研究显示，患儿过敏性紫癜复发率为 25%；国内研究表明，过敏性紫癜复发率为 30%～65.7%。

目前 HSP 的病因及发病机制尚不清楚，可能与感染、食物、精神、药物、免疫复合物沉积、补体激活等因素有关。有学者发现，基因在 HSP 的发病机制中起关键作用，包括人类白细胞抗原Ⅱ等位基因、人类白细胞抗原 –DRB1 等位基因等。国内外的研究仍倾向于 HSP 是由 IgA 介导的多种炎症细胞、炎症介质、细胞因子、黏附分子及氧化应激等参与的免疫反应性疾病。

该疾病最常见的症状为皮肤紫癜，常见于面部、躯干和上肢。初起为紫红色或粉色斑丘疹，形态大小不一，略高出皮肤表面，压之不褪色。红斑中心发生点状出血，颜色加深，单独或互相融合，新旧并存，甚至出现血性水疱，导致皮肤坏死、溃疡。50%～75%患者出现脐周或下腹部痛，伴恶心、呕吐，部分患儿有腹泻或便血。约1/3患儿出现关节肿痛，多累及膝、踝、肘、腕等大关节，表现为肿胀、疼痛及功能障碍（关节部位血管受累），关节腔有渗液，呈游走性反复发作，经数日而愈，不会留下关节畸形。30%～60%患儿有肾脏损害，甚至发展为慢性肾炎或肾病综合征。偶有颅内出血、鼻出血、牙龈出血、咯血等。

二、护理评估

（一）疾病病症

1.过敏性紫癜的类型（皮肤型、关节型、腹型、肾型、混合型）、主诉、症状（恶心、呕吐、呕血、腹泻及黏液血便、头晕头痛、关节痛、血尿、蛋白尿等）、体征（皮肤紫癜、关节腔积液、颅内出血、睾丸或阴囊压痛、肿胀等）、实验室结果（如血常规、凝血、血沉及抗体、血生化、免疫学检查、尿常规、大便常规）。

2.是否为过敏体质、已知的过敏原及触发因素、过敏性疾病家族史。

3.过敏性疾病史（过敏性鼻炎、哮喘）、感染性疾病史（上呼吸道感染和急性扁桃体炎等细菌感染，麻疹、水痘、风疹病毒感染，寄生虫感染）、药物使用情况（如抗生素、解热镇痛药和磺胺类、异烟肼、阿托品、利尿药物等）、近期有无疫苗接种。

（二）健康状况

1.神志与生命体征、基本信息（年龄、性别、文化程度、职业、性格特点等）。

2.饮食限制及疼痛不适等对活动、睡眠和生活质量的影响。

3.生活环境（尘螨、宠物毛发、花粉、寒冷刺激、昆虫叮咬等）和生活习惯（作息、休息、饮食嗜好、吸烟、饮酒等）。

4. 社会心理（疾病认知、护理需求、情绪反应、应对策略及社会支持等）。

（三）生理功能

1. 皮肤功能（完整性，分布、舒适度等）。

2. 消化功能（如恶心呕吐、腹痛腹胀、便血等）。

3. 关节功能（疼痛或炎症，影响行走等）。

4. 肾脏功能（血尿、蛋白尿）。

疾病对学业或社会交往的影响，患儿有无行为问题，如烦躁易激惹、沮丧等情感障碍，注意力不集中、多动等。

（四）自理能力

生活自理能力、自我管理能力（症状监测、药物使用和依从性）筛查与评估。

（五）风险与并发症

皮肤并发症（坏死、溃疡）、胃肠道并发症（出血性坏死性肠炎、肠套叠、肠梗阻、肠穿孔）、肾脏衰竭、颅内出血、药物相关并发症（环磷酰胺引起的骨髓抑制、肝功能损害、出血性膀胱炎，糖皮质激素引起的肥胖、多毛、痤疮、血糖升高、高血压、月经紊乱、骨质疏松、无菌性骨质坏死、胃及十二指肠溃疡等）。

三、诊断依据

（一）症状

典型皮疹紫癜、腹痛、关节疼痛等。

（二）体征

典型可触性皮疹，同时具备以下四项之一者，可以确诊：（1）弥漫性腹痛；（2）任何部位活检示 IgA 沉积；（3）关节炎 / 关节痛；（4）肾脏受损表现：血尿和（或）蛋白尿。

（三）检查结果

1. 实验室检查

（1）外周血检查：白细胞正常或增加，中性粒细胞可增高。一般情况下无贫血，胃肠道出血严重时可合并贫血、血小板计数正常或升高。

（2）凝血、血沉及抗体：出血时间（BT）可能延长，凝血时间正常。血沉轻度增快；血清 IgA 升高，IgG 和 IgM 正常；亦可轻度增高；C3、C4 正常或升高；抗核抗体及类风湿因子阴性；重症血浆黏度增高。

（3）血液生化检查：血肌酐、尿素氮多数正常，极少数急性肾炎和急进性肾炎表现者可升高。血谷丙转氨酶（ALT）、谷草转氨酶（AST）少数可有升高。少数血磷酸肌酸激酶同工酶（CK-MB）可升高。血白蛋白在合并肾病或蛋白丢失性肠病时可降低。

（4）免疫学检查：部分患者血清 IgA 升高，类风湿因子 IgA 和抗中性粒细胞抗体 IgA 可升高。

（5）尿常规检查：可有红细胞、蛋白、管形，重症可见肉眼血尿。镜下血尿和蛋白尿为最常见的肾脏表现。

（6）大便常规检查：约可见大便常规潜血阳性。

2. 影像学检查

（1）超声检查：超声检查对于 HSP 消化道损伤的早期诊断和鉴别诊断起重要作用。HSP 排除肠套叠的检查首先是腹部超声。高频超声检查 HSP 急性期肠道损害显示病变肠壁水肿增厚，回声均匀减低，肠腔向心性或偏心性狭窄，其黏膜层及浆膜层呈晕环状低回声表现。彩色多普勒超声可显示受累的肠管节段性扩张、肠壁水肿增厚、黏膜粗糙、肠腔狭窄、增厚肠壁血流丰富，其分布呈节段性，可单发或多发性，也可显示肠系膜淋巴结及大肠间隙积液。

（2）X 线检查：HSP 合并胃肠道受累时，腹部 X 线可表现为肠黏膜折叠增厚、纹征、肠襻间增宽，小肠胀气伴有多数液气平面，同时结肠和直肠内无气体。注意对怀疑有肠套叠的 HSP 患者，行钡剂或空气灌肠对诊断和治疗意义不大，而且有可能会加重炎症，甚至导致肠穿孔。

（3）CT 检查：表现为多发节段性肠管损害，受累肠壁水肿增厚、肠管狭窄、肠系膜水肿、血管充血及非特异性淋巴结肿大，见少量腹水。在诊断 HSP 并发症，如肠套叠、肠穿孔、肠梗阻时，CT 表现更具特征性。

3. 内镜检查

消化道内镜能直接观察 HSP 患者的胃肠道改变，严重腹痛或胃肠道大出血时可考虑内镜检查。内镜下胃肠黏膜呈紫癜样改变、糜烂和溃疡。典型者为紫癜样斑点、孤立性出血性红斑、微隆起、病灶间可见相对正常黏膜。病变多呈节段性改变，主要累及胃、十二指肠、小肠和结肠。

4. 组织活检

皮肤活检对于临床皮疹不典型或疑诊患者可行皮肤活检协助诊断。肾活检用于临床证据表明肾脏严重受累患者的肾脏损伤程度评价及指导治疗。

（四）其他

详细询问病史对诊断及鉴别诊断非常重要，包括全身其他部位的过敏性疾病史、过敏性疾病家族史、生活环境、用药史等。

四、护理措施

（一）症状控制和过敏原管理

1. 根据症状严重程度和发作频率，予以对症护理。

2. 急性期应卧床休息，治疗和护理时动作宜轻，以缓解大关节处有肿痛、腹痛和肠道出血等症状为主；缓解期可适当参加体育活动，以增强体质。

3. 关节肿胀疼痛较剧烈者，应抬高患肢，保持疼痛的肢体功能位置，必要时遵医嘱给予镇痛药物。

4. 合理安排饮食：（1）规避食用易引起过敏的食物，如鱼、虾、蟹、鸡蛋、牛奶等动物蛋白。患者在急性期以食用淀粉为主，症状缓解后逐次单样添加食物类型，少量多餐，不推荐长时间限制动物蛋白饮食的摄入。（2）忌食肥腻、辛辣食物；给少渣或无渣易消化的饮食，因致敏因素可引起小肠炎，形成肠道水肿和出血，粗纤维和不易消化的食物易损伤肠道黏膜，加重出血，引起肠套叠等的严重后果。（3）少食多餐，予维生素丰富、清淡、易消化的流质饮食或软食，每日给米饭、面条、馒头、面汤、大米粥、小米粥、玉米面等，多吃瓜果蔬菜，尤其富含维生素 C 的食物，如橙子、鲜枣、猕猴桃等。（4）腹型紫癜患者应给予无动物蛋白、无渣流质，避免过热饮食，严重者有肠道出血应禁食，以防加重出血。出现剧烈呕吐或腹痛、消化道出血等严重消化道症状时，应营养要素饮食或禁食并肠外营养支持。（5）有明显水肿、高血压和少尿者，给予低蛋白质、低盐饮食，控制入水量。肾型紫癜或长期使用糖皮质激素的患者要控制水钠摄入，以免水钠潴留，并加重肾脏损害。

5. 尽量避免或减少接触过敏原如虾蟹、花粉、尘螨和宠物毛发等。

（二）用药管理

1. 指导患儿正确使用药物，包括频率、剂量和方法、不良反应。

2. 监测药物可能的不良反应，如糖皮质激素对生长发育的抑制作用，诱发或加重应激性溃疡，还会导致骨质疏松、肌肉萎缩等；抗凝药物引起的凝血障碍；免疫抑制剂引起的胃肠道反应、骨髓抑制、出血性膀胱炎、性腺抑制、肝损伤、脱发、诱发恶性肿瘤等。

（三）整体健康促进

1. 改善生活环境，保持室内温度、湿度适宜，注意空气流通，营造一个舒适、安静的环境。床铺洁净、平整、干燥。限制探视人员，减少陪护人员，凡有感冒或其他传染病的人员，尽量避免与患者接触。

2. 生活指导与支持：定期驱除肠道寄生虫，避免可能引起过敏的食物及药物等，戒烟酒，清淡易消化饮食，少食多餐，补充维生素（尤其富含维生素C 的食物），加强营养；指导作息规律、适当的休息和活动（急性期应卧床休息，缓解期可适当参加体育活动，以增强体质）；要保持皮肤清洁，勤洗澡，避免使用碱性肥皂，勤更换宽松柔软干净的内衣，及时修剪过长的指甲，防止因摩擦、抓挠致使皮肤受损而继发出血感染。

3. 提供心理支持和情绪管理的技巧，鼓励患儿和家属表达情绪与顾虑。采用安慰性、鼓励性语言多与患儿沟通，取得信任。耐心、反复地告知饮食的重要性，鼓励正向行为，使其自觉积极配合。

（四）健康教育与自我管理

1. 根据患者的生活自理能力、自我管理能力进行技能训练、自我监测教育。

2. 指导患者了解过敏性紫癜的病因、症状和触发因素，鼓励患者记录症状日记，以帮助识别和避免触发因素。

3. 强调家庭成员在提供情感支持和鼓励患者遵守治疗计划中的作用，包括帮助识别过敏原和维持清洁的生活环境。

4. 讨论长期管理和预防复发的策略，并提供最新资源和信息。

（五）并发症预防与健康监测

1. 定期评估症状变化、生命体征、皮肤、关节及腹部舒适度。

2. 观察并发症迹象，指导患者如何监测和管理药物不良反应，若发现异常立即通知医生及时处理。嘱其切记不可擅自停药，定期复诊遵医嘱逐渐减量，并指导患者与家属观察用药的不良反应。

3. 日常生活中需注意劳逸结合，3 个月左右应注意休息，不能过于劳累，以免加重病情；增加生活的乐趣，如组织患儿打扑克、下跳棋、讲故事及对学龄儿童进行学习辅导等。保证充足睡眠，提高免疫力，根据天气及时增减衣物，预防上呼吸道感染，积极控制口腔、耳鼻喉感染。注射疫苗也有可能诱发过敏性紫癜发病，故建议 2 年内减少注射疫苗。

4. 重视饮食控制，加强健康宣教，反复告知药物治疗、饮食控制及防治感染的重要性，做好患者及其家属的心理疏导工作。指导患者积极寻找和去除致病因素，以利于预防过敏性紫癜复发，对可疑的过敏因素防止再次接触，尽量避免可能引起变态反应的食物和药物，忌食海鲜、牛肉、羊肉、方便面（有防腐剂）等，恢复期可逐渐试验性试吃一些瘦肉、牛奶、鸡蛋，急性期这些食物也应忌食。

5. 定期随访以评估治疗效果和调整治疗方案。HSP 是自限性疾病，多数在 8 周内可以痊愈，但 1 年内复发率为 30%～40%。儿童 HSP 肾脏损害 85% 发生在病程 4 周内，91% 发生在病程 6 周内，97% 发生在 6 个月内，因此建议对尿液分析正常患儿至少随访半年，6 个月后尿液检查仍异常者需继续随访 3～5 年。

五、结局评价

（一）疗效
症状控制、体征改善。

（二）安全
未发生并发症／其他药物不良反应或并发症／药物不良反应得到及时控制。

（三）经济
能够负担直接（药物、检查、治疗等）和间接（交通、家庭护理等）医疗费用，接受治疗产生的时间成本，未造成工作和生产力损失。

（四）感受
通过问卷或访谈评价生活质量的改善情况，对护理过程的满意度，参与程度和对护理计划的遵循情况。

六、思考题

张某，女，6岁，因"鼻塞，流涕1周，双下肢皮疹伴肿痛2天"收住入院。至入院前2天患儿上述症状仍未见明显缓解，同时发现患儿双下肢出现皮疹伴有膝关节疼痛，皮疹呈紫红色，压之不褪色、散在分布，无痒感，四肢无肿胀、无活动受限，无恶心、呕吐，无腹痛、腹泻，无便血，无尿频、尿急及排尿困难。患儿神志清，精神尚可，饮食、睡眠尚可。辅助检查：血常规、血沉、降钙素原、风湿病二项、免疫球蛋白＋补体、自身抗体检测均无明显异常。生化：CK-MB：29U/L，TC：2.5mmol/L。弥散血管内凝血PT：13秒；咽拭子细菌培养：金黄色葡萄球菌。PPD试验：阴性。腹部超声、胸部X片未见明显。诊断："1.过敏性紫癜；2.急性上呼吸道感染"。

请问：

（1）这位患者属于过敏性紫癜的哪种类型？

（2）住院期间如何对患者进行病情观察及护理？

参考文献

[1] 王天有，申昆玲，沈颖，等.诸福棠实用儿科学 [M].9版.北京：人民卫生出版社，2022：774-775.

[2] SONG Y, HUANG X, Yu G, et al. Pathogenesis of IgA vasculitis: An Up-To-Date Review[J]. Front Immunol, 2021, 12：771619.

[3] 彭玉，刘晓，向红，等.儿童过敏性紫癜临床分析与调护 [J].中国中西医结合儿科学，2020，12（02）：131-134.

[4] 葛均波，徐永健，王辰，等.内科学 [M].9版.北京：人民卫生出版社，2018.